122

Td 88.

T 3420.
E~~md~~.

ÉTUDE

PRATIQUE ET PHILOSOPHIQUE

DU

COL DE LA MATRICE.

Paris. — RIGNOUX , Imprimeur de la Faculté de Médecine ,
rue Monsieur le Prince , 29 *bis*.

ÉTUDE

PRATIQUE ET PHILOSOPHIQUE

DU

COL DE LA MATRICE

CONSIDÉRÉ SOUS LE TRIPLE RAPPORT

DE SON ANATOMIE NORMALE ET TÉRATOLOGIQUE

DE SA PHYSIOLOGIE ET DE SA PATHOLOGIE

PRÉCÉDÉE

D'UN COUP D'OEIL HISTORIQUE

SUR L'UTÉRUS ET SES MALADIES

PAR

P.-L. EUGÈNE FORGET,

Docteur en Médecine,
ex-Médecin interne des Hôpitaux de Paris,
Membre de la Société anatomique,
ancien Prosecteur de Lisfranc.

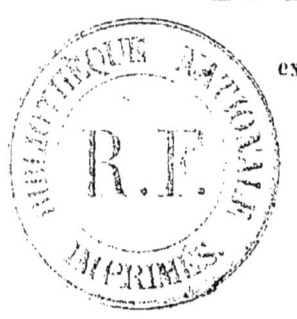

Uterus, sexcentarum ærumnarum causa!

La matrice est, pour la femme, la source
de six cents maladies!

(HIPPOCRATE.)

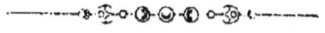

PARIS.

LABÉ, ÉDITEUR, LIBRAIRE DE LA FACULTÉ DE MÉDECINE,
place de l'École-de-Médecine, 4.

1849

A LA MÉMOIRE

DE J. LISFRANC,

Chirurgien en Chef de l'hôpital de la Pitié.

Souvenir du sincère attachement d'un de ses anciens prosecteurs.

DOCTISSIMO PROFESSORI

IN SCHOLA MEDICINÆ PARISIENSI,

C. DENONVILLIERS,

Cujus

Egregium, in mei operis capite, nomen,

Haud minimum est decus!

AVANT-PROPOS.

Avant de nous engager dans une *étude* où l'apparente exiguïté du sujet principal ne lui ôte rien, ni de son importance réelle, ni du vif intérêt de son histoire; où la voie que nous allons suivre, en partie nouvelle, en partie déjà souvent parcourue, n'en est pas moins, d'un côté comme de l'autre, encore suffisamment pourvue de difficultés; il est utile, pour que mon travail soit envisagé à son véritable point de vue, que je place ici quelques mots d'explication.

Dès le principe, et en me mettant à l'œuvre, voici le but que je me suis proposé :

1° Tracer une esquisse historique à l'adresse surtout de certains préjugés qui, dans le monde, n'ont pas encore cessé d'avoir cours à l'endroit des *maladies de la matrice;*

2° Exposer des considérations générales sur l'ensemble de l'organe utérin, lesquelles me serviraient comme d'une sorte d'introduction pour ne pas entrer trop *ex abrupto* dans l'objet spécial de mon étude;

2

3° Aborder enfin ce sujet spécial, qui se composera lui-même de trois parties distinctes :

A. L'étude anatomique, tératologique, physiologique, et j'ajouterai pathologique, du *col de l'utérus,* cette dernière n'ayant actuellement en vue que l'indication des conséquences pratiques qui découleront naturellement des deux autres ;

B. L'étude des engorgements dont le col utérin peut être le siége ;

C. Celle de ses diverses ulcérations.

Mon plan ainsi conçu embrassera donc cinq parties principales, que j'avais l'intention de comprendre en un seul et même travail. Mais, de ces cinq parties, les trois premières ayant pris assez d'extension pour atteindre les limites que je m'étais provisoirement imposées, j'ai dû réserver la quatrième et la cinquième, afin d'en faire l'objet d'une publication ultérieure.

Attaché, pendant plusieurs années, d'abord au service chirurgical de l'hôpital de la Pitié (section des maladies des femmes), sous la direction de Lisfranc ; puis au service des maladies nerveuses à l'hospice de la Salpêtrière, où plus de trois cents malades du sexe féminin étaient soumises à mon étude, l'occasion a dû souvent s'offrir à moi d'explorer des organes sexuels. J'ai tâché d'en profiter, et c'est le résultat de mes réflexions et de mes recherches que je viens consigner dans cet opuscule.

Je m'efforcerai de les faire particulièrement servir à tracer le plus complétement possible l'*histoire du col de la matrice,* insistant néanmoins de préférence sur les points qui me paraîtront susceptibles d'être infirmés ou confirmés par mes observations personnelles, ou ceux auxquels je croirai devoir assigner une interprétation différente de celle qui est admise dans la science; heureux s'il peut m'être donné d'y joindre, de temps en temps, plusieurs appréciations ou aperçus nouveaux non encore exprimés dans les auteurs!

Si, par intervalles, il s'y rencontre quelques considérations générales ou maintes particularités qui, bien que remarquables en elles-mêmes, ne semblent pas se rattacher tout à fait intimement à la nature du sujet, je sollicite pour elles l'indulgence en faveur de ma bonne intention, qui, dans ces cas exceptionnels, n'aura toujours eu pour but que de répandre un peu plus de variété et d'intérêt sur l'ensemble de mon travail;

Cherchant ainsi à racheter par la forme ce qui pourrait manquer pour le fond, et surtout attentif, en traitant de matières parfois très-délicates, à voiler autant que possible, soit à l'aide du choix d'expressions, soit par quelque autre artifice de langage, certains détails nécessaires, qui, même dans un ouvrage de science, gagnent toujours d'autant plus qu'ils perdent davantage de leur transparence ou de leur nudité.

Somme toute, sans avoir la prétention de produire ici une œuvre tout à la fois utile et agréable, je dois convenir néanmoins que j'ai fait quelques efforts pour ne pas trop perdre de vue le vers du poëte latin:

Omne tulit punctum, qui miscuit utile dulci.

Je fais des vœux pour qu'ils ne soient pas demeurés entièrement sans succès.

ÉTUDE PHILOSOPHIQUE

DU

COL DE LA MATRICE.

I.

COUP D'ŒIL HISTORIQUE

SUR LES MALADIES DE LA MATRICE
(en latin, *uterus*).

De tous les médecins qui se livrent soit à l'é-
tude, soit surtout à la pratique des *maladies de la
matrice*, il en est peu, j'en suis sûr, qui n'aient
eu plusieurs fois l'occasion de s'entendre adresser,
par les gens du monde, quelqu'une des réflexions
suivantes :

Mais comment se fait-il donc qu'il soit, de nos
jours, aussi souvent question de ces sortes de
maladies? Il n'en était pas ainsi, il y a quelques
années. Les connaissait-on moins ? ou bien sont-
elles devenues réellement plus communes? etc.

Ces préoccupations, qui assiégent l'esprit des

personnes étrangères à l'art de guérir, ont un côté très-légitime sans doute, à savoir, celui qui confine au souci que chacun prend de ce qui intéresse sa santé ou celle de ses proches.

Mais il est un autre côté, qui se laisse entrevoir, entaché d'une teinte mal dissimulée de scepticisme, comme si, en vérité, l'aréopage médical, non satisfait de la dose, déjà bien raisonnable, du mal qui travaille l'esprit et le corps de la pauvre espèce humaine, s'ingéniait encore, secouant aux yeux du public la poussière de ses in-folios, pour en faire surgir une *maladie nouvelle*, en quelque sorte, par brevet d'invention !

Ce doute est injurieux pour l'homme de l'art, qui met toute sa conscience dans son travail et dans sa profession ; rien d'étonnant qu'il s'en émeuve, et qu'il y réponde par mainte exclamation tant soit peu amère !

Mais, au demeurant, n'a-t-il pas tort de trop s'en préoccuper ? Le monde ne doute-t-il pas parfois de la science exacte, tout comme il croit aux merveilles du magnétisme ? sans plus de fondement d'une part que de l'autre ! Qu'y faire ? Lui garder rancune ? Nullement ; mais l'éclairer, lorsque cela est possible.

C'est donc un peu dans ce but que je vais tracer ici une *courte esquisse historique*, en faisant sur l'état de la science, appliquée a l'étude de l'utérus et de ses maladies, et considérée à des époques diverses, une petite revue rétrospective.

Ce n'est pas d'aujourd'hui que la *matrice,* ce viscère de tous points si remarquable, avait fixé l'attention des observateurs. Nous verrons plus loin ce qu'en disait Galien et après lui Swammerdam ; mais, si nous remontons tout d'abord jusqu'à cette grande époque, illustrée par le père de la médecine, nous sommes vraiment étonné de voir, consignés dans les livres hippocratiques, d'aussi nombreux documents sur la plupart des *maladies de l'utérus* (1).

---

(1) Dans les œuvres d'Hippocrate qui sont parvenues jusqu'à nous, il y a deux livres entiers consacrés aux *maladies des femmes.* La majeure partie de celles qui sont de nos jours connues et décrites s'y trouvent représentées : tels sont les déplacements de l'utérus, son inflammation catarrhale avec dilatation de son orifice, le squirrhe, l'ulcère et les engorgements de son *col* ou *museau,* qui, chose à noter, était alors bien mieux apprécié qu'il ne le fut dans les siècles ultérieurs.

Toutefois une grande lacune n'en devait pas moins subsister, soit relativement au diagnostic précis, soit eu égard au traitement rationnel de ces sortes d'affections ; car, privés qu'ils étaient des précieuses lumières de l'anatomie pathologique, et de celles qu'aurait pu leur fournir un *speculum uteri,* les médecins se faisaient, en outre, un scrupule de s'éclairer eux-mêmes par la *vue* et le *toucher,* et c'était à des matrones qu'ils confiaient cette importante

Hippocrate était tellement frappé et de leur ef-
frayante multiplicité et de leur pernicieuse influence, que, dans l'un de ses aphorismes, il s'exprime ainsi : *Uterus, sexcentarum ærumnarum
causa* (1)!

---

mission. Hippocrate, dans son livre, le pose pour ainsi dire
en précepte en ces termes :

«Le médecin pourra s'assurer de l'état de la matrice
par la voie d'une femme capable, qui visitera *avec ses doigts*
l'intérieur de l'organe. Il est plus décent qu'il ne fasse
pas lui-même cette visite.» (*OEuvres médicales d'Hippocrate*,
édition de Foës, t. 4, p. 106.)

Ajoutons que cette même coutume, si contraire aux
intérêts de l'art et de la science médicale, tout autant qu'à
ceux des malades elles-mêmes, paraît s'être longtemps
transmise d'une génération à l'autre; car nous la retrou-
vons encore exerçant sa funeste influence vers le milieu
du 14ᵉ siècle, comme le prouve le passage suivant :

«Les accouchements et autres indispositions particu-
lières *au sexe* étaient presque entièrement abandonnés aux
soins des matrones, du temps même de Guy de Chauliac,
où la chirurgie brillait cependant d'un certain éclat(1340).
Ceci explique suffisamment le peu de progrès que firent
pendant si longtemps l'étude spéciale des organes génitaux
et celle de leurs maladies.» (*OEuvres d'A. Paré*, introduction de M. Malgaigne, p. 66.)

(1) Hippocrate, aphorisme 62. — Les nombreux écrivains qui ont succédé au législateur de la médecine ont
presque tous partagé ce sentiment, qui d'ailleurs est bien
loin de s'être affaibli de nos jours. Nous pourrions, à cet

Qu'on pèse la valeur de ces trois mots par lesquels il considère la *matrice* comme la source des *six cents misères*, ou, en d'autres termes, de la plupart des maladies qui peuvent attaquer le *sexe* (1).

Néanmoins l'importance de cette étude, et le vif intérêt qu'elle inspire, déjà si bien pressentis et si chaleureusement exprimés par les médecins que nous venons de citer, étaient en partie demeurés stériles pour leurs successeurs.

En effet, dans les siècles suivants, on trouve bien (si l'on se livre à des recherches bibliogra-

---

égard, multiplier les citations ; nous nous bornerons à la suivante :

« Les maladies *exclusives aux femmes* prennent toutes leur source *dans un seul appareil d'organes* ; sa puissance, son activité, sa force de réaction, sont supérieures à celles dont jouissent les autres organes qui constituent l'économie.

« En effet, l'*utérus* exerce sur elle un pouvoir qu'il est difficile d'exprimer, malgré l'évidence de ses effets. » (Fournier, *Dictionnaire des sciences médicales*, t. 14, p. 585.)

(1) Il est vrai qu'il se contente de les indiquer beaucoup plus qu'il ne les décrit, et qu'il paraît établir leur diagnostic bien moins sur des données physiques positives que sur des inductions pathologiques tirées de quelques symptômes extérieurs ; nous venons tout à l'heure de signaler les causes de cette lacune.

phiques) un certain nombre de monographies sur quelques maladies de la matrice, et en particulier sur son squirrhe, son ulcère et son cancer (1) ;

Ambroise Paré (1575), dans son grand ouvrage (2), mentionne bien aussi une assez longue liste des maladies « que peuvent souffrir, comme il le dit, l'*amarry* (la matrice) et parties à elle appartenantes, » et il entreprend la description de plusieurs d'entre elles en certains endroits de son livre (3); mais on voit que dans leur appréciation il consulte plutôt les phénomènes extérieurs qui trahissent leur existence, que ceux à la connaissance desquels il eût pu arriver par l'examen direct des parties profondes ; et cela m'étonne peu, lorsque je considère, d'une part, l'insuffisance des *speculums* dont il donne le dessin (4), reproduit plus tard par Dionis (5), et d'autre part, la

---

(1) Montanus, *de Uteri affectibus;* Parisiis, 1556. — Rœderer (Joannes), *Dissertatio de scirrho uteri;* Gœttingue, 1754. — Tailleford, *Dissertatio de ulcere uteri;* Lugduni Batavorum, 1765.

(2) *OEuvres complètes d'Ambroise Paré*, 1re édit., t. 1, p. 169; 1575.

(3) Ibid., *Ulcères de la matrice,* t. 2, p. 266.

(4) Ibid., t. 2, p. 788.

(5) Dionis, *Cours d'opérations chirurgicales,* p. 303, fig. 20; 1746.

figure qu'il trace d'une matrice ouverte, contenant une môle, figure qui fait penser que si réellement le chirurgien ne manquait pas d'occasions de constater la conformation exacte des parties sexuelles intérieures de la femme, il n'avait pas rencontré, du moins pour cette fois, une manière heureuse de les faire représenter.

Ajoutons surtout que le vrai *col de l'utérus* ne paraissait pas être bien connu d'Ambroise Paré, qui parle beaucoup, à la vérité, du col de la matrice, mais entendant par là désigner le vagin, comme l'établit le passage suivant :

« S'ensuit maintenant le *col de l'amarry* (de la matrice), lequel, commençant depuis le propre orifice d'icelui, s'estend iusqu'à la partie honteuse (la vulve), » etc. etc. (1).

Que si nous franchissons un siècle, pour arriver jusqu'à Fabrice d'Aquapendente, l'un des plus fameux chirurgiens de son temps (1670), nous voyons l'*histoire des maladies du sexe* se rétrécir plus encore, et l'illustre professeur de l'université de Padoue ne pas tenir grand compte de l'existence en quelque sorte *individuelle*, et surtout de la valeur pratique du col de la matrice. Il est vrai qu'il lui arrivait souvent de prononcer son

(1) Ambr. Paré, ouvr. cité, t. J, p. 166.

nom ; mais, comme Paré, il l'appliquait au conduit vulvo-utérin (1).

Dionis, traitant du même objet, dans un temps beaucoup plus rapproché de nous (1746), en parlait avec une confusion telle, qu'on pourrait douter, en lisant cet auteur, que les connaissances anatomiques fussent encore bien exactes et bien rigoureuses à l'endroit de certains organes sexuels de la femme, et en particulier du col de la matrice (2).

Si nous n'en tirons pas définitivement cette conséquence, que ce point d'anatomie spéciale

---

(1) «Que si semblablement, dit-il, il s'est formé quelque carnosité dans le col de la matrice *qui empêche le coït,* il la faut dessécher et emporter. A moins, ajoute-t-il plus bas , qu'elle ne soit *vers l'orifice interne de la matrice, où l'instrument ne peut atteindre.»* (Fabrice d'Aquapendente, *OEuvres chirurgicales,* édition de 1670, p. 746.)

(2) «Les chutes ou précipitations de la matrice sont de deux sortes : l'une quand ce viscère tombe dehors sans que son fond soit renversé ; on voit alors *son orifice interne* à l'extrémité d'une grosse masse ronde et charnue , *qui est le corps* de la matrice.»

Il est évident, d'après ce passage et d'autres semblables que je pourrais citer, que Dionis n'avait pas une notion suffisante du vrai col de l'utérus ; autrement il aurait placé l'orifice dont il parle non à l'extrémité du *corps,* mais bien à celle du *col* de cet organe (voy. *Cours d'opérations* de Dionis, p. 305).

était encore fort arriéré, au moins sommes-nous autorisé à conclure, du défaut de précision dans le langage chirurgical, à l'étude peu attentive et peu suivie des maladies des organes sexuels intérieurs, et notamment de celles dont le col utérin pouvait devenir le siége (1).

En résumé, ce qui prouve d'une manière bien significative que, jusqu'à la fin du 18e siècle, plusieurs affections utérines, même de celles mentionnées par le père de la chirurgie française (2), n'étaient encore qu'entrevues, et qu'elles n'avaient pas tout à fait pris rang dans le domaine régulier de la science; c'est qu'il n'en est pas ou presque pas sérieusement question dans les traités généraux de chirurgie publiés postérieurement à Ambroise Paré, voire même ceux des plus grands maîtres, tels que celui de Fabrice d'Aquapendente, en 1670; de Heister et de Lieutaud, en

---

(1) Nous devons néanmoins ajouter, pour être exact, que, dans son *Cours d'opérations chirurgicales*, Dionis consacre une page au simple énoncé des indispositions qui arrivent à la suite des accouchements laborieux, tant aux orifices de la matrice qu'à son *col*, et il indique en même temps deux speculums *matricis*, l'un à deux, l'autre à trois branches (voy. Dionis, ouvr. cité, p. 311, et la pl. 20, p. 303).

(2) Ambroise Paré.

1770, c'est-à-dire un siècle plus tard (1); enfin de Dionis, en 1746. Et si mon assertion à cet égard est aussi précise, c'est que je ne l'ai formulée qu'après avoir largement interrogé moi-même tous les auteurs que je viens de citer.

Peut-être faut-il en accuser aussi l'insuffisance des moyens d'investigation, et principalement des speculums imparfaits connus et employés jusqu'aux temps les plus modernes (2). Ce qu'il y a de certain, c'est que, à partir du moment où

---

(1) Heister, *Institutions de chirurgie*, 1770.

Lieutaud, *Précis de médecine pratique*, 1769. Dans cet ouvrage, on trouve de bonnes indications sur quelques-unes des principales affections utérines, mais on y sent toujours l'absence du speculum.

(2) Celui dont se servait Fabrice d'Aquapendente, qu'il appelait *miroir matricule*, que Paul d'Égine (*) désignait sous le nom de *dioptra*, était pour les chirurgiens d'une ressource si bornée, qu'on peut lire en plus d'un endroit de l'ouvrage de Fabrice des passages comme celui-ci : « Outre ce, montant encore plus haut vers l'orifice interne de la matrice, si nous le trouvons pris et clos d'une membrane qui empêche la conception, sachez que c'est un mal incurable, *vu que l'instrument tranchant ne peut arriver si haut* » (voy. Fabrice d'Aquapendente, ouvr. cité, p. 747).

(*) Paul d'Égine paraît en avoir été l'inventeur, ou au moins, on ne peut faire remonter au-dessus de lui la connaissance d'un speculum (Vernhes, thèse 1848).

l'arsenal chirurgical vint à s'enrichir d'un véritable *speculum uteri*, sagement conçu et convenablement institué, ce fut *une ère nouvelle pour les maladies du sexe;* une impulsion jusqu'alors inusitée leur fut tout à coup imprimée, et le sexe lui-même, pressentant, pour ainsi dire, tout l'avantage qu'il était appelé à en retirer, déposa spontanément son offrande sur l'autel de la science, consacrée à nouveau pour lui, en faisant le sacrifice nécessaire d'une partie de cette pudeur instinctive qui, tout en étant un de ses plus gracieux attributs, n'en avait pas moins un côté funeste : c'était d'entretenir dans une réserve trop timide un art bienfaisant et secourable, mais impuissant à conjurer des périls qu'il n'avait pas encore osé suffisamment entrevoir.

Ce fut vers 1818 que des médecins français, poussés par une heureuse inspiration, qui devait être une bonne fortune et pour la science et pour l'humanité, débutèrent dans cette voie nouvelle de précieuses recherches à réaliser et de véritables bienfaits à répandre.

Malheureusement, lorsqu'on s'élance dans une carrière où nous poussent le désir et l'attente du succès, quelquefois on dépasse le but, et l'on peut éprouver plus d'un désappointement.

C'est, en effet, ce qui arriva : au milieu des tentatives hardies, faites dans l'intention la plus louable, et par cela même un peu trop hasardées, quelques graves insuccès s'ensuivirent (1); mais bientôt la science, faisant son profit de ses propres mécomptes, s'amenda, se renferma dans de sages limites, et finalement se régularisa de telle sorte, qu'en atteignant au bien, elle put en même temps se garantir du mal.

Et maintenant, puisque nous en venons à citer des noms propres, rendons à chacun ce qui lui est dû. Si M. Récamier eut l'honneur de l'initiative (2), Lisfranc, par son étude persévérante, par son application de tous les instants à cette nouvelle branche de l'art de guérir, en un mot, par l'impulsion constante qu'il ne cessa de lui communiquer, fut l'un des médecins qui contribuè-

---

(1) Je veux faire allusion, comme on l'a déjà pressenti sans doute, aux cas malheureux d'hystérotomie (amputation du col) suivie de résultats funestes, opération que la possession de speculums convenables rendait désormais si facile à pratiquer; et surtout aux extirpations de matrice.

(2) Quelques auteurs attribuent la priorité du speculum plein, inventé par M. Récamier, à Osiander. Je crois que c'est par suite d'une confusion : en effet, le célèbre professeur de Gœttingue paraît être le premier qui ait pratiqué l'amputation du col de la matrice, c'est là son titre de priorité. Il fut d'ailleurs suivi de bien près par notre illustre Dupuytren.

rent le plus à l'introniser ; elle lui doit, en grande partie, sa consécration définitive, et disons que, s'il fit beaucoup pour elle, elle n'a guère moins fait pour lui, car c'est à elle qu'il dut, sans contredit, la plus belle partie de sa renommée !

Depuis lors, de nombreux émules se sont lancés dans cette nouvelle carrière, ouverte à leurs laborieux efforts ; on a beaucoup observé, et peut-être encore plus écrit, et cependant je dois dire qu'à plus d'un égard, la science n'est pas encore faite, et que telle affection du col utérin, par exemple, comme nous aurons occasion de le constater par la suite, n'a pas encore trouvé sa véritable signification nosologique (1).

En fin de compte (et c'est ici le lieu de lever *certains scrupules* énoncés à notre première page), doit-on conclure des lacunes que nous avons constatées dans les auteurs anciens, que *certaines maladies* du col de la matrice, et notamment ses engorgements et ulcérations diverses, si fréquentes aujourd'hui, n'existaient pas dans des temps plus reculés, ou au moins qu'elles étaient plus rares ?

---

(1) N'est-on pas souvent encore fort embarrassé, lorsqu'il s'agit de déterminer le caractère syphilitique de certaines ulcérations du col de la matrice ?

Je ne crois pas qu'on soit fondé à soutenir la première de ces deux assertions en considérant : 1° que nos devanciers, faute de moyens convenables d'exploration, ne pouvaient être suffisamment mis sur la voie pendant la vie des malades, et que, de l'aveu de ceux qui ont le plus étudié cette question, bon nombre de maladies de l'utérus demeuraient confondues avec d'autres affections du bas-ventre, conséquemment méconnues ; et qu'il en était encore ainsi même dans les temps les plus rapprochés de nous, c'est-à-dire en 1818, comme le dit très-explicitement un praticien fort distingué de cette époque, Murat, chirurgien en chef de l'hospice de la Salpêtrière (1).

2° En se souvenant, en outre, que nos plus anciens maîtres manquaient, pour s'éclairer, d'une ressource essentielle, indispensable, à savoir : celle de pouvoir justifier après la mort, par l'examen nécroscopique, le diagnostic porté pendant la vie, et qu'il dut s'écouler plusieurs siècles encore, avant qu'il fût enfin donné à la médecine de faire, sur les préjugés d'une société peut-être trop méticuleuse, cette précieuse conquête, qui devait tourner au profit de la seconde tout autant qu'à la gloire de la première !!

(1) *Dict. des sciences méd.*, t. 31, p. 237.

Reste à examiner une dernière question, et c'est la suivante :

Que s'il faut admettre, puisque la chose paraît avérée, que cette partie des affections utérines, ignorée des anciens, aujourd'hui mieux connue, ne soit. pas une fâcheuse *superfétation*, un triste privilége attaché à notre époque, et qu'elle ait existé véritablement dans les temps les plus reculés, ne peut-on pas supposer du moins qu'elle était beaucoup plus rare ?

Oui, sans doute, et pour cette fois je partage entièrement cette manière de voir.

Oui, les maladies de la matrice devaient être alors moins fréquentes et moins nombreuses ; mais il est facile, lorsqu'on vient à comparer les deux époques, d'en trouver la raison suffisante et dans l'énorme dissemblance des habitudes, des mœurs, du costume, et surtout dans les tendances de notre civilisation raffinée, qui, à la tunique flottante et par-dessus tout aisée des femmes grecques et romaines, a malencontreusement substitué le pernicieux *corset*, lequel donne aux nôtres la gracieuse *taille de guêpe* (expression consacrée), mais au plus grand détriment de la bonne conformation et du jeu régulier de leurs viscères, et notamment de leurs organes sexuels (1).

_____

(1) «La compression qu'exercent les corsets et autres

Cette civilisation, qui a remplacé la pure et saine gymnastique, exercée avec méthode en plein jour et sous la voûte du ciel, par les danses de nuit et les galops forcenés, exécutés dans ces resplendissantes fournaises, où d'innombrables atomes de poussière et d'exhalaisons malfaisantes viennent se précipiter à l'envi, au sein de ces poitrines haletantes et délicates, auxquelles l'air véritable, l'air vital, n'est déjà mesuré qu'avec la plus grande parcimonie !

Cette civilisation enfin, qui, marchant escortée de la *syphilis,* déesse peu connue des anciens, arrive si souvent à transformer en une insatiable et lubrique frénésie un des devoirs les plus doux que la bienfaisante nature ait dispensés à l'homme, mais à la condition qu'il apporterait dans son accomplissement une intelligente et sage mesure, sous peine, s'il y manquait, de voir pulluler de

---

liens qui entrent dans l'habillement des femmes les dispose à de nombreuses congestions inflammatoires. On conçoit que tant d'obstacles à la circulation du sang, chez des individus dont la constitution est très-délicate, et dans lesquels par conséquent ce fluide n'est pas mû par des organes qui le lancent avec force, doivent lui faire contracter des altérations déterminées.

«On ne s'étonnera donc pas si elles sont sujettes aux fluxions catarrhales de la poitrine et de la matrice.» (Chambon, *Traité des maladies des femmes,* an VII.)

cuisants souvenirs et des regrets pleins d'amer-
tume, là où il aurait dû ne récolter que délicieuses
et pudiques jouissances; préludant ainsi, en cédant à ce charme irrésistible, aux joies fécondes
de la famille et à l'impérissable succession des
mondes (1)!

---

(1) « L'étude des fastes de la médecine nous fournit de
nombreux arguments pour démontrer que les maladies se
multiplient à raison de la civilisation.

«Nous voyons aujourd'hui très-habituellement des affections dont les anciens ne font aucune mention; d'autres qui se montraient fort rarement parmi eux, telles
que la variole, la syphilis, etc.» (Fournier, *Dictionn. des
sciences médicales*, t. 14, p. 572.)

Pour ce qui est des écarts de la fonction sexuelle, nous
ne pouvons mieux faire, afin de les stigmatiser, que de
produire ici la citation suivante, empruntée à l'un de nos
plus éminents professeurs, et sans contredit l'un de nos
plus élégants écrivains :

«Il est peu d'auteurs qui n'aient fixé leur attention sur
les funestes résultats que traîne à sa suite l'abus des plai-
sirs de l'amour; ils sont si nombreux, si fréquents, si ter-
ribles, qu'on aurait lieu de s'étonner qu'ils eussent pu
échapper aux observateurs, même les plus superficiels.
Un sujet aussi important pour notre bien-être physique et
moral mérite l'attention la plus sérieuse de la part du médecin philosophe; aussi Zimmermann s'est-il élevé, avec
son éloquence ordinaire, contre l'abus de la fonction gé-
nitale...

«.... Pour l'homme, il en résulte tôt ou tard un véritable

Je termine ici cette esquisse historique; mais qu'il me soit permis, en finissant, d'adresser quelques mots de réponse aux préoccupations *dubitatives* des gens du monde, à l'endroit de la fréquence actuelle des affections de la matrice.

Je les crois, pour la plupart, de trop bonne foi pour ne pas s'avouer à eux-mêmes leur incompétence en pareille matière; et pour peu d'ailleurs qu'ils réfléchissent à la nature des causes qui ont amené, de nos jours, cette *exubérance de maladies sexuelles*, ils se sentiront moins fondés, j'en ai la certitude, à se montrer sceptiques, là précisément où la confiance est éminemment nécessaire; surtout s'ils veulent bien en même temps se souvenir que dans la médecine du corps, tout autant que dans la médecine de l'âme, souvent c'est la foi qui sauve, et c'est l'incrédulité qui tue !

---

affaissement physique et moral, et pour la femme, un triste cortége d'*indispositions incessantes*, et finalement de *réelles et très-sérieuses maladies.*» (Rostan, *Dictionnaire de médecine*, t. 5, p. 442.)

II.

CONSIDÉRATIONS GÉNÉRALES

SUR LA MATRICE.

Des trois groupes primitifs ou règnes qui se partagent l'ensemble des êtres créés, le règne animal est le plus varié, le plus fécond en espèces et en individus; comme il est le plus grand, le plus riche en organisation; comme il est surtout le plus singulièrement favorisé, sous le rapport de son merveilleux *appareil de reproduction!*

A la tête de ce règne magnifique, l'*homme*, chef-d'œuvre de la nature, le domine de toute la hauteur de son intelligence, et à une distance telle qu'il paraît en être séparé par un abîme.

Mais si, d'une part, cette suprématie, qu'il doit à la prodigieuse supériorité de ses facultés intellectuelles tout autant qu'à l'admirable perfection de quelques-uns de ses sens, semble avoir interrompu l'échelle des êtres, en produisant une immense lacune; d'autre part, les distances se rapprochent, le vide se comble, et les liens cachés qui réunissent entre eux tous les anneaux de la grande chaîne viennent bientôt frapper nos regards, lorsque, déchirant son enveloppe inanimée, nous pénétrons les secrets de son organisation physique.

Sous ce rapport, en effet, il présente des points de contact si nombreux, des similitudes et des harmonies communes si frappantes avec la série d'êtres placés immédiatement au-dessous de lui, que les naturalistes les plus éminents, les philosophes les plus sérieux, se sont décidés, sans scrupule, à ranger dans cette catégorie l'*homme*, qu'ils ont fait figurer comme type à la tête de la grande classe dite des *mammifères*.

Nous nous abstiendrons, bien entendu, de retracer ici les caractères distinctifs de cette classe; ce serait par trop étranger à notre objet, et nous nous exposerions à encourir définitivement le reproche qu'on sera peut-être déjà tenté de nous adresser, pour avoir donné place, en ce court préambule, aux quelques considérations qui précèdent.

Mais, parmi ces caractères, il en est un, de tous le plus important peut-être, et qui de plus, se rattachant à notre sujet, nous y ramène par une transition toute naturelle; celui-ci, nous n'aurons garde de l'omettre.

Or, il procède de la grande et merveilleuse fonction de la génération, et consiste en ceci :

Que, des quatre classes d'animaux vertébrés, celle des mammifères est la seule qui possède un

organe spécial de gestation, et que par conséquent les nombreuses espèces qui la constituent
ont toutes une *matrice*.

Ceci posé, abordons immédiatement et en peu
de mots celles des considérations générales, relatives à ce viscère, qui nous ont semblé devoir servir comme d'acheminement vers le but spécial et
définitif de notre étude, à savoir, le col de la matrice lui-même.

La Matrice.

La *matrice*, en latin *matrix*, *uterus*, est donc
un organe particulier à toutes les femelles des
mammifères, et partant, à la *femme*.

Sa *fonction* principale est de servir d'asile au
germe ou ovule fécondé lors de la conception, et
de plus, de lui fournir les fluides nécessaires à sa
nutrition et à son accroissement, jusqu'au terme
de la gestation.

Considérée chez la femme et dépouillée de ses
annexes, la matrice ressemble assez bien au fruit
de la plante américaine nommée *cucurbita lage-
naria*, c'est-à-dire à une petite calebasse ou
gourde de pèlerin, inégalement aplatie sur ses
deux faces, la postérieure demeurant plus arrondie que l'antérieure ; mais réunie à ses annexes,
à savoir l'ensemble des ligaments, larges, ronds,

de l'ovaire et des trompes, le tout étendu en forme d'ailes, et qu'on nomme en effet ses *ailerons* : elle prend alors une apparence qui a quelque chose de singulier, quelque chose comme une forme d'*animal insolite et bizarre*, si bien que plusieurs auteurs, pour la rapprocher dans leur imagination d'un objet plus réel, inclinent à la comparer à une *chauve-souris* (1).

Quoi qu'il en soit, pour justifier à l'avance le vif intérêt qu'inspire à tout observateur l'étude de ce curieux viscère, je cède au désir de placer ici la citation suivante, empruntée au grand *Dictionnaire des sciences médicales* (2) :

« Cet organe important, où l'homme reçoit la vie, a fait l'admiration de tous les siècles. Galien, en voyant pour la première fois la texture de l'utérus, s'écria :

« Qu'il devait chanter des hymnes aux dieux, pour les remercier d'avoir vu une disposition aussi merveilleuse.

« Swammerdam, qui, longtemps après Galien, eut la même idée, donna la description de cet organe sous le titre de *Miracle de la nature* (*Miraculum naturæ*). »

---

(1) *Uterus, alis vespertilionis paratus* (Cruveilhier, *Anat.*, t. 3, p. 674).

(2) *Dict. des sc. méd.*, t. 31, p. 183.

En effet, si nous considérons ce viscère dans ses divers états, quels changements étonnants dans sa situation, sa forme, son volume, ses propriétés !

Il nous offre parfois de telles singularités, il manifeste dans ses *propriétés vitales*, par exemple, une telle surexcitation, une telle spontanéité d'action, que Platon va jusqu'à le considérer comme un *animal* vivant au sein de la femme qui le porte (1), que Fabrice d'Aquapendente signale les *odeurs qui lui répugnent* (2) ; que Dionis nous le représente comme *allant de lui-même* à la rencontre de l'organe du mâle, dans l'acte de la copulation (3).

Faisons la part de ce qu'il peut y avoir d'exagéré dans les assertions des auteurs que nous ve-

---

(1) Ζῶον ἐπιτυμητικον, Platon.

(2) Fabrice d'Aquapendente, p. 748 (OEuvres chirurgicales).

(3) Dionis, *Cours d'opér. chir.*, p. 362, 306.

Il se passe d'ailleurs quelque chose d'analogue dans certaines classes d'animaux inférieurs : «Parmi les mouches, le pénis des mâles étant fort court, la vulve des femelles est *protractile* et s'avance de manière qu'elle vient emboîter et recevoir l'organe fécondateur, dont elle paraît ainsi simuler l'office. On remarque cette singularité chez tous les insectes diptères. » (Geoffroy, *Hist. abrégée des insectes de Paris*, t. 2, p. 444.)

nons de citer, ou plutôt admettons que, pour rendre toute leur pensée, ils se soient servis volontairement d'un style métaphorique; n'est-elle pas déjà suffisamment étonnante cette *aspiration* à la faveur de laquelle le fluide séminal doit être porté jusqu'à l'ovaire? Et cette singulière *danse utérine*, signalée récemment par M. Paul Dubois (1), et cette *fidèle et tutélaire contraction*, qui ne manque jamais de survenir lorsque la matrice se trouve incommodée par le moindre caillot sanguin, ne sont-elles pas faites également pour nous causer, l'une, quelque surprise, et l'autre, une certaine admiration !

Le peu de détails qui précèdent suffit pour nous faire voir à combien de titres l'utérus mérite d'éveiller l'attention des plus indifférents.

Dans le monde néanmoins, on s'en fait généralement une idée fausse; on confond volontiers la matrice avec les parties plus extérieures de la génération, c'est-à-dire la vulve et le vagin ; et si je rappelle ici cette erreur vulgaire, c'est seulement pour constater en passant une *singularité* curieuse, si surtout on la rapproche des élans

---

(1) L'utérus se portait en haut, en bas, sur les côtés de l'abdomen, et s'élançait avec tant de violence vers la vulve, qu'il fallut la soutenir avec les doigts pour l'empêcher de sortir (voy. Cazeaux, *Traité d'acc.*, p. 650).

admiratifs et enthousiastes de Galien et de Swammerdam, à savoir, que l'immense majorité du
genre humain vit et meurt sans avoir eu jamais une
idée nette de ce qui fut son premier berceau!...

Ce qui nous frappe le plus enfin dans l'aspect
général de l'utérus, c'est sa *situation* si remarquable, par suite de laquelle il se trouve, en
grande partie, profondément caché dans l'intérieur
de l'enceinte abdominale, tandis qu'une certaine
portion de sa substance, le col utérin, ou plutôt
le museau de tanche, faisant saillie au dehors de
cette cavité, est, pour ainsi dire, *périphérique,* et
se met en rapport avec le monde extérieur.

Cette dernière disposition, en même temps
qu'elle constitue une des conditions nécessaires à
l'accomplissement des fonctions de l'organe, devient aussi fatalement une des causes éloignées
qui contribueront, pour une large part, à la production de plusieurs de ses maladies.

C'est elle en effet, et qu'on me pardonne le tour
inusité que je vais donner à ma pensée, pour en
rendre le fond plus facile à saisir, et la forme
moins technique et plus acceptable, c'est elle, dis-
je, qui, plaçant ainsi la portion vaginale de la
matrice, en quelque sorte, comme une sentinelle
avancée, afin de garantir le corps de l'utérus lui-
même, plus impressionnable et d'une plus grande
importance fonctionnelle, contre certaines at-

teintes venant du dehors, la laisse en butte à l'agression désordonnée d'un organe copulateur quelquefois trop turbulent pour se maintenir dans les limites d'une action strictement physiologique; sous le coup de cette fâcheuse influence, elle finit par être rétroversée, et dans cette nouvelle position, elle est bientôt assaillie par des maladies plus ou moins sérieuses, sur lesquelles nous glissons rapidement ici, puisqu'elles deviendront l'objet de l'une de nos études subséquentes.

Cette partie de la matrice, qui forme relief dans le vagin, est désignée par les anatomistes sous les noms divers de *col de la matrice, col utérin, portion vaginale du col utérin, museau de tanche.*

En la considérant au point de vue de la pathologie externe, ne conviendrait-il pas de lui donner plutôt le nom de *col chirurgical de l'utérus*, réservant celui de *col anatomique* pour la totalité du col utérin (1)?

Cette dénomination, pour le dire en passant,

---

(1) Nous aurons plus d'une fois occasion de remarquer combien cette double dénomination que nous assignons au col, chose bien simple en elle-même, est cependant utile, soit pour la plus grande facilité du langage, soit pour la clarté et la précision de certaines descriptions; je lui dois, pour citer un exemple entre autres, d'avoir pu exposer avec méthode les opinions diverses des auteurs à propos des nerfs du col utérin.

me semblerait préférable à celle de *museau de tanche*, terme médiocrement heureux, qui laisse dans l'esprit, à côté de l'intéressant organe qu'il représente, un *singulier objet de comparaison*, et du reste parfaitement impropre dans la majorité des cas, puisque la forme du col utérin *chirurgical* varie suivant une foule de circonstances, même les plus physiologiques, comme nous le verrons plus tard. Quoi qu'il en soit, puisqu'il est consacré par l'usage, nous continuerons à nous en servir, ne serait-ce que comme ressource de synonymie.

Le col utérin dans son ensemble, c'est-à-dire le *col anatomique*, pour nous servir de l'expression que nous avons proposée, étant la partie de la matrice que nous devons étudier ici très-spécialement, nous allons passer maintenant à sa description, insistant surtout sur les points qui nous sembleront les plus dignes d'être mis en saillie et de fixer notre attention, tant sous le rapport physiologique que sous celui de la pratique chirurgicale, et pour tout le reste, d'ailleurs, nous efforçant d'apporter d'autant plus de soin que jusqu'à présent personne, que je sache, n'avait encore entrepris de tracer *in extenso*, abstraction faite du corps utérin, l'*histoire du col de la matrice* (1).

_____

(1) Dans une publication récente, intitulée *Recherches et considérations sur la constitution et les fonctions du col*

de l'utérus, dans le but d'éclairer l'étiologie des insertions placentaires dans cette région, etc., 1846, un observateur distingué, dont le monde savant a pu justement apprécier les intéressants travaux, M. le professeur Négrier, d'Angers, se livre à quelques considérations anatomo-physiologiques tendant à établir l'*individualité* du col de la matrice.

C'est donc un pas déjà fait dans la voie que nous nous sommes tracée, mais à un point de vue qui diffère essentiellement du nôtre, et dans une limite entièrement restreinte à l'objet spécial envisagé par l'auteur.

Nous devons convenir néanmoins que c'est commencer notre histoire du col utérin sous d'heureux auspices que de nous trouver, dès le début, en une sorte de communauté d'idées avec un de nos observateurs les plus recommandables.

III.

DU COL ANATOMIQUE

DE LA MATRICE.

GÉNÉRALITÉS.

« Tout est bien en sortant des mains de l'auteur de toutes choses, s'écrie l'immortel Jean-Jacques, mais tout dégénère entre les mains de l'homme ! »

Ces paroles du philosophe genevois, nous pouvons les appliquer au *col de la matrice* lui-même, avant de commencer son étude. En effet, quel est-il ce col utérin qui peut être considéré comme sortant des mains de la nature ? C'est évidemment celui qui n'a point encore été contaminé ou du moins froissé par l'agression sexuelle (1) ; c'est enfin celui d'une jeune fille *nubile* et *vierge*, possédant seule le véritable *uterus virgineus* de Rœderer (2), dans toute la rigoureuse acception du mot.

---

(1) J'adopterai les mots *agression sexuelle, agression pénienne,* pour désigner la participation de l'organe sexuel mâle à l'acte collectif du coït, parce qu'ils caractérisent son vrai rôle dans la pluralité des cas, et font pressentir ses rapports de causalité avec certaines maladies des femmes.

(2) J.-G. Rœderer, *Icones uteri humani, observationibus illustratæ ;* Gœttingue, 1759.

Lui seul peut servir de type dans la description d'un col utérin normal. Mais la difficulté, c'est que rencontrer et tenir dans sa main, comme sujet d'étude, un certain nombre d'organes génitaux du sexe féminin réunissant ces conditions, *n'est pas chose commune*, ainsi que chacun pourra s'en trouver suffisamment convaincu, après quelques instants de réflexion.

Il suit de là que les auteurs, pour n'avoir pas toujours songé à la considération que je viens de signaler, ont cru décrire un *col normal,* par cela même qu'ils l'avaient emprunté à une jeune fille nullipare ; tandis que ce pouvait bien n'être qu'un col utérin, altéré déjà de plusieurs manières par des copulations plus ou moins fréquentes, comme nous allons tâcher de le démontrer.

D'où il suit encore qu'on constate dans leurs descriptions à cet égard certaines dissemblances telles, que pour celui-ci, c'est la lèvre postérieure qui est plus saillante; pour celui-là, c'est l'antérieure ; pour un troisième, elles sont égales (1).

Or, ceci n'est pas tout à fait indifférent, tant sous le rapport médico-légal que sous celui de la chirurgie pratique; et l'on ne me fera pas reproche, je l'espère, d'insister un peu longuement sur ces divers points de l'anatomie du col de la

---

(1) Voy. *Encyclopédie anatomique,* t. 5, p. 440.

matrice , en considérant avec quelle faveur on accueille, de nos jours, toutes les recherches qui ont trait à cet organe.

Servi par les circonstances, je n'ai point laissé s'échapper l'occasion d'étudier, à plusieurs reprises, des appareils sexuels encore *dans toute leur intégrité native* , et de plus ayant appartenu à des femmes que j'avais pu observer pendant leur vie. J'en conserve par devers moi un certain nombre, qui viendront à l'appui de quelques inductions que j'énoncerai plus bas.

La *matrice* , avons-nous dit , ressemble à une petite calebasse dont le fond serait dirigé en haut, et l'orifice en bas. Une sorte d'étranglement sépare la base de son *col* de sa partie plus renflée, de son ventre, ou, si l'on veut, de son *corps* , qui est le nom scientifique usité.

Sur une jeune fille nubile et nullipare , cet étranglement partage l'utérus en deux parties à peu près égales, d'où il résulte qu'à cet âge de la femme , le col et le corps utérin sont *égaux en longueur.*

La limite entre les deux portions de l'organe étant ainsi déterminée, nous allons entrer maintenant dans la description particulière du col de l'utérus.

SECTION Iʳᵉ.

Conformation extérieure du col anatomique de la matrice.

Le col *anatomique,* ou la totalité du col utérin, est donc cette portion du viscère qui s'étend depuis l'étranglement mitoyen jusqu'à l'extrémité libre, faisant saillie dans la cavité vaginale.

Chez une fille ou femme nubile et nullipare, il présente assez exactement la *forme* d'un fuseau, légèrement aplati d'avant en arrière, offrant en moyenne, à sa partie la plus renflée, qui répond à la réunion du tiers inférieur de l'organe avec ses deux tiers supérieurs, 20 à 22 millimètres d'*étendue* transversale, et dans ses extrémités, 12 à 15 millimètres environ (1).

Sa *longueur* est de 3 centimètres 5 millimètres.

Sa *direction* est sensiblement oblique de haut en bas et d'avant en arrière, de manière à former avec l'axe du corps un angle à sinus supérieur, dont il me paraît fort difficile de préciser les degrés *normaux.* En effet, ou la femme est vierge, et s'il s'agit d'une virginité physique prononcée, la recherche de l'état normal de l'angle en ques-

_____

(1) Paul Dubois, *Traité d'accouchements,* t. 1, p. 151.

tion n'est pas praticable ; ou la femme n'est plus vierge, et alors l'angle *normal* doit ne plus exister.

Je me contenterai donc d'une donnée approximative, à savoir : que le prolongement de l'axe du col, au lieu de sortir par le vagin, irait aboutir dans les environs de l'ouverture anale.

Je me bornerai d'ailleurs, pour le moment, à ces quelques considérations générales sur l'ensemble du col anatomique, le reste devant être décrit en détail, lorsque nous allons le décomposer, pour étudier séparément chacune de ses divisions.

Les auteurs, prenant l'insertion utérine du vagin comme point de repère, *divisent* le col anatomique en deux portions : l'une supérieure, qui s'étend au-dessus d'elle jusqu'au rétrécissement cervico-utérin, c'est sa *portion sus-vaginale ;* l'autre inférieure, placée au-dessous de l'insertion du vagin, et qu'ils nomment *portion vaginale ;* mieux vaudrait, à mon avis, *sous-vaginale,* en prenant toujours l'insertion pour guide. De plus, il est une troisième portion, négligée jusqu'à présent, et qui me paraît cependant devoir être signalée en particulier, comme ayant une grande importance pratique : c'est celle qui est comprise dans les limites de l'insertion elle-même, et qu'on pourrait appeler par conséquent *portion intra-vaginale.*

Dans l'amputation du col, il est de toute nécessité de bien connaître ses limites et son étendue ; aussi les indiquerai-je avec soin, ce qui, je
crois, n'a pas encore été fait.

L'utérus, dit M. Paul Dubois, dans son *Traité
de l'art des accouchements* (1), «offrant de très-
notables différences, sous le rapport de son étendue et de sa forme, selon qu'on le considère
chez une femme jeune et qui n'a jamais été mère,
ou chez une femme qui a eu un ou plusieurs enfants, » il juge convenable de l'étudier successivement dans ces deux conditions.

Je me permettrai d'enchérir sur l'opinion émise
par le savant professeur en faisant entrer dans la
question un élément de plus, qui me paraît indispensable pour la compléter : c'est l'étude du
col utérin chez les filles nubiles, non-seulement
nullipares, mais de plus *vierges de toute approche
sexuelle* (2). C'est, en effet, chez ces dernières,
et chez elles seulement, qu'on doit s'attendre à
trouver un véritable col normal : non que je pré-
tende qu'on ne puisse le rencontrer ailleurs avec
les caractères qui lui sont particuliers ici, c'est

---

(1) Ouvr. cité, t. 1, p. 150.

(2) Je m'exprime ainsi pour bien faire entendre qu'ici
c'est de l'approche sexuelle que je veux tenir compte, et
non de l'existence physique de l'hymen.

possible ; mais alors on a affaire à l'exception ,
non à la règle.

§I. Portion sus-vaginale du col anatomique.

Placée profondément dans l'excavation pel-
vienne, elle est, des trois portions du col anatomique, la moins accessible aux moyens chirurgicaux.

D'une manière générale, nous pouvons dire
que sa face antérieure répond au bas-fond de la
vessie, auquel elle adhère par un tissu cellulaire
assez lâche , et que ce rapport explique parfaitement la fréquence avec laquelle le cancer se pro-
page de l'utérus au réservoir urinaire.

Mais si nous voulons préciser davantage, il
faut examiner ces connexions, d'abord chez les
vierges et les *nullipares,* où elles sont les mêmes,
puis chez les *uni* ou *multipares,* où elles dif-
fèrent.

Chez les premières, le péritoine, en se portant
de la vessie sur le col utérin, qui a encore une longueur au moins égale à celle du corps de l'organe,
tapisse près de la moitié supérieure de la portion *sus-vaginale,* formant ainsi au devant d'elle
le point le plus abaissé du *cul-de-sac péritonéal
antérieur* ou *utéro-vésical,* d'où il suit que cette
partie du col utérin n'a avec la vessie qu'un rap-

port médiat, et conséquemment aucune adhérence directe.

Mais chez les multipares, le corps de la matrice s'étant en quelque sorte approprié près d'un centimètre de son col (1), ce dernier s'est ainsi trouvé réduit d'autant; sa limite supérieure répond alors à la limite inférieure du cul-de-sac vésico-utérin, et toute la portion sus-vaginale du col de la matrice entre réellement en rapport immédiat avec le bas-fond de la vessie.

Comme confirmation du mode d'évolution que je viens d'énoncer, je ne puis mieux faire que de citer le passage suivant, extrait du livre de M. le professeur Paul Dubois :

« Chez les multipares, l'utérus est plus volumineux; le diamètre longitudinal, mesuré du bord supérieur à l'extrémité de la lèvre antérieure de l'orifice, a 75 millimètres, au lieu de 60 à 65 ; ce diamètre, qui, dans l'utérus nullipare, se partageait à peu près également entre le corps et le col, se partage très-inégalement entre les mêmes parties, dans l'utérus multipare.

« En effet, un peu plus des 3/5 de ce diamètre est compris entre le fond de l'utérus et la partie rétrécie de l'organe, et un peu moins des

(1) Voy. P. Dubois, ouvr. cité, t. I, p. 160, et la fig., p. 159.

2/5 entre le rétrécissement et la partie inférieure du col utérin. Il résulte de cette disproportion que la limite entre le corps et le col semble s'être abaissée. »

Il est encore une circonstance dont il faut d'ailleurs tenir compte, c'est que chez les multipares l'utérus en totalité s'étant accru de 15 millimètres environ, dans son diamètre longitudinal, en restituant au col les 5 millimètres qui peuvent lui revenir pour sa part d'accroissement, il en résultera qu'il aura peu perdu de sa longueur primitive ou absolue (1). D'un autre côté, l'utérus lui-même s'étant allongé d'un centimètre et agrandi dans ses autres diamètres en même temps, le fond du cul-de-sac vésico-utérin s'est trouvé nécessairement entraîné de bas en haut, et plus éloigné conséquemment de l'insertion utérine du vagin, ce qui peut ne pas être quelquefois indifférent en pratique.

Somme toute, une surface de la portion sus-vaginale du col, plus grande chez les multipares que chez la vierge et la femme qui n'a pas eu d'enfants, doit s'appliquer immédiatement sur la vessie; c'est, en effet, ce qui est démontré par l'observation, et les détails qui précèdent avaient

_____

(1) M. P. Dubois établit, en effet, que le col utérin a presque conservé ses dimensions primitives (voy. p. 161).

précisément pour but de faire ressortir ces conditions nouvelles de connexions anatomiques.

Quant à la face postérieure de la portion sus-
vaginale du col, elle est en rapport avec la face
antérieure du rectum, mais médiatement, puisqu'elle en est séparée par le *cul-de-sac péritonéal
postérieur* ou *utéro-rectal,* qui descend jusque sur
le vagin, et souvent aussi par les anses intestinales
qui s'y engagent.

Je n'ai à signaler, à propos d'elle, qu'un fait
pratique : c'est qu'il n'est pas si facile, qu'on
semble l'établir dans les auteurs, d'explorer par
le rectum le corps de l'utérus, tant à cause de sa
hauteur absolue ou relative que de sa fréquente
antéversion, et que souvent c'est cette face postérieure du col elle-même qui est prise pour lui,
surtout lorsque l'observateur n'a pas présente à
l'esprit la trompeuse exagération de volume qui
peut être transmise à nos sens par un toucher
exercé trop médiatement.

§ II. Portion intra-vaginale du col anatomique.

Lorsqu'on consulte les ouvrages d'anatomie, à
propos de l'insertion utérine du vagin, on est
frappé de l'impossibilité où l'on se trouve. lecture
faite, d'emporter une idée précise de cette insertion.

Les uns, en effet, constatent tout simplement
que le col de l'utérus est embrassé, *vers son extrémité inférieure,* par l'extrémité supérieure du
vagin, qui remonte plus haut en arrière qu'en
avant, et rien de plus (1).

D'autres placent cette insertion au-dessus de
la partie moyenne du col utérin, et même à la
réunion de ses deux tiers inférieurs avec le tiers
supérieur, ce qui s'éloigne tellement de la vérité,
que je crois devoir l'attribuer à un *lapsus ca-
lami* (2).

Si nous ouvrons un de nos meilleurs traités
classiques, de tous le plus récent et le plus justement estimé, nous y lisons que l'extrémité supérieure du vagin embrasse le col de l'utérus, « sur
lequel il se prolonge sans ligne de démarcation. »
C'est, osons le dire avec la profonde déférence
dont nous nous sentons pénétré pour l'une de
nos plus grandes illustrations, une donnée un
peu vague, émanant d'une source d'ailleurs si riche et si féconde (3).

Dans un mémoire adressé à l'Institut, même

---

(1) Meckel, Boyer, Blandin, M. J. Cloquet, etc.

(2) Robert, ouvr. cité, p. 4. — Cazeaux, *Traité d'accouch.,* p. 36.

(3) Cruveilhier, *Traité d'anat.,* t. 3, p. 680.

année (1), l'auteur avance que cette insertion s'arrête brusquement à la partie antérieure, tandis qu'elle se continue en arrière avec les fibres longitudinales superficielles de l'utérus.

Enfin, dans un ouvrage qui date d'hier, où l'étude de l'utérus est menée avec le plus grand soin (2), le professeur, qui, sur tout le reste, fait preuve constamment de cette précision de détails et de cette justesse de vues qui le caractérisent, trace de telle sorte la limite de l'insertion vagino-utérine, qu'elle demeure plus vaguement exprimée qu'on ne l'avait fait jusqu'alors.

De ce qui précède, il nous semble résulter bien clairement que le point d'anatomie qui nous occupe est à peine ébauché par les uns, incomplétement entrevu ou même inexactement apprécié par les autres. Pour tâcher de nous en rendre mieux compte à nous-même, nous lui avons apporté notre tribut d'étude, et nous reproduisons ici le résultat de notre recherche.

Le vagin est composé, dans sa paroi, de plusieurs éléments, qui sont, en procédant de dehors en dedans : 1° la membrane muqueuse ; 2° une couche sous-muqueuse, formée de tissu cellulaire

---

(1) Jobert (de Lamballe), *Mém. de l'Acad. des sc.,* 1843.
(2) Paul Dubois, *Traité d'accouch.,* t. 1, p. 196.

condensé, appelé par quelques anatomistes *couche* ou *tunique fibreuse;* 3° un tissu propre, vasculo-cellulaire, spongieux, comme érectile, qui paraît contenir des fibres de tissu jaune élastique, témoin l'ampliation du vagin pendant l'accouchement et son retrait après lui. Le col utérin doit être en partie composé de fibres semblables (1). 4° Une couche, ou enveloppe de tissu contractile, dartoïde (2); 5° une seconde enveloppe plus extérieure, cellulo-tomenteuse, assez épaisse; c'est la sous-séreuse générale, signalée par Mme Boivin.

Or, voici comment tous ces éléments se comportent et au voisinage du col, et sur le col de l'utérus lui-même.

Au fond du cul-de-sac vaginal, surtout du postérieur, où cela est plus facile à constater, la paroi du vagin, composée de toutes ces couches assemblées, n'offre guère que 5 à 6 millimètres d'épaisseur; au delà, c'est la cavité péritonéale, donnée chirurgicale qu'il importe de ne pas oublier. Mais, à partir de ce point du cul-de-sac

---

(1) D'après M. J. Cloquet, ce serait la couche de Mme Boivin qui renfermerait le tissu fibreux jaune élastique, lequel paraît quelquefois se transformer, ajoute-t-il, en véritable tissu musculaire (voy. J. Cloquet, *Anatomie,* avec planches, t. 5, p. 719).

(2) *Traité d'anatomie* de Cruveilhier, t. 3, p. 681.

vaginal, les diverses tuniques qui constituent sa paroi divergent en approchant du col utérin, et forment comme une série de pattes d'oie juxtaposées, qui l'embrassent circulairement.

La muqueuse se recourbe de haut en bas, et vient tapisser les deux faces du museau de tanche jusqu'à son méat.

La fibreuse qui la double se recourbe également dans le même sens, mais s'arrête à 5 ou 6 millimètres au-dessus du bord extérieur de la lèvre utérine en avant, et à 9 ou 10 millimètres en arrière, puis se confond avec son tissu.

Le tissu propre ou érectile se termine en s'élargissant et formant ainsi un cône dont la base vient s'appliquer directement sur le col, et s'identifie avec sa propre substance, mais en paraissant s'épanouir surtout à sa surface.

La couche dartoïde et d'apparence presque musculaire se réfléchit au contraire de bas en haut sur le col, et lui fournit une gaîne qui se continue avec les fibres longitudinales superficielles de l'utérus, comme l'a signalé M. Jobert (1), mais qui ne s'arrête pas brusquement à la partie antérieure, comme l'indique cet auteur; car on peut la suivre aussi haut en avant qu'en arrière, ce qui

---

(1) Jobert, loc. cit. (*vide supra,* p. 52).

donne plus d'extension et plus d'importance à la
conséquence pratique qu'en a tirée M. Robert (1).

Enfin la dernière couche, la plus profonde,
qui répond à la sous-séreuse de Mme Boivin,
fournit au col une deuxième gaîne cellulo-vascu-
laire, tomenteuse, assez épaisse, qui lui adhère
médiatement à l'aide d'un tissu cellulaire lami-
neux, facile à diviser, et l'abandonne ensuite pour
se continuer, en remontant sous le péritoine, dans
l'épaisseur des ligaments larges.

Des dispositions anatomiques que nous venons
d'étudier, il résulte donc, en définitive, qu'une
portion très-notable du col utérin est inscrite dans
la base du triangle musculo - membraneux et
érectile qui vient s'appliquer et s'insérer sur lui ;
or, c'est précisément cette partie qu'il nous a paru
convenable et utile de désigner à part, sous le
nom de *portion intra-vaginale* du col de la matrice. Ses limites sont représentées, en bas, par
l'insertion au museau de tanche de la couche fibreuse ou sous-muqueuse ; en haut, par le point
où la couche dartoïque se recourbe, en remontant
vers le corps utérin, pour constituer une gaîne,

---

(1) Robert, ouvr. cité, p. 5. Je conserve une pièce pré-
parée à dessein pour faire voir la disposition que je viens
d'indiquer.

à la portion dite *sus-vaginale* du col anatomique.

Sur un utérus nullipare et vierge d'attouche-ments sexuels, et nous devons dire que c'est ce-lui qui a servi de base à notre description, la *zone intra-vaginale* n'a guère que de 10 à 12 milli-mètres d'étendue ou de largeur en avant, et 1 à 2 millimètres de moins en arrière ; mais elle s'ac-croît à proportion de l'augmentation accidentelle de volume du col utérin lui-même, et peut être portée au double (1).

Avant de terminer ce qui est relatif à l'inser-tion utérine du vagin, il me reste à signaler une circonstance qui me paraît remarquable : c'est que, dans le cul-de-sac vaginal, la couche fibreuse ou sous-muqueuse offre plus de densité et de résis-tance en avant qu'en arrière, et que, d'autre part, comme le cul-de-sac lui-même est moins étendu et moins libre d'adhérences dans le premier sens que dans le second, il en résulte en avant comme une sorte de *ligament suspenseur* du col utérin (2).

---

(1) Je trouve dans la Clinique de Lisfranc une indication générale assez conforme à ce que je viens d'énoncer rela-tivement à l'étendue de l'insertion vagino-utérine : «L'é-tendue de l'insertion du vagin sur le col de la matrice est, chez les femmes ayant encore leurs règles, en avant, de 15 millim., en arrière, de 12 (nous avons pris les minima)» (*Clinique de la Pitié*, t. 2, p. 133).

(2) Ce ligament attacherait en avant le col utérin au bas-

Ne devons-nous pas voir dans cette disposition un exemple de plus de cette sage prévoyance
avec laquelle la nature a multiplié ses ressources
pour atténuer, autant que cela était possible, le
mauvais effet des causes perturbatrices qui pouvaient venir troubler l'harmonie de son ouvrage?
en d'autres termes, n'a-t-elle pas eu pour but de
s'opposer, autant qu'il était en elle, à la rétroversion du col utérin, résultat rendu presque inévitable par une agression sexuelle dispropor-
tionnée, incontinente ou inopportune ; si, comme
elle paraissait le pressentir et le craindre, l'homme
enfant gâté de sa prédilection, s'avisait dé transformer en un désastreux abus une belle et noble
fonction dont elle avait voulu seulement consa-
crer l'usage?

S'il n'en était ainsi, quelle serait donc la signification de cette insertion vaginale, ainsi sur-
baissée à sa région antérieure?

§ III. Portion sous-vaginale (ou vaginale) du col anatomique

(*ol cchirurgical* de la matrice).

On la nomme *vaginale,* parce que c'est la partie

---

fond de la vessie, à son col, et médiatement au pubis, comme
les ligaments de Douglas le fixent en arrière au rectum et
médiatement au sacrum; il pourrait être également considéré comme l'analogue du ligament suspenseur du pénis.

de l'utérus qui fait saillie dans le vagin; elle est
dite *sous-vaginale* si l'on prend en considération,
par rapport à elle, l'insertion vagino-utérine. Sa
forme lui avait fait imposer, il y a longtemps, le
nom de *museau de tanche* (1); nous avons déjà
signalé le vice de cette locution, nous n'y reviendrons pas.

Enfin, si nous tenons compte du rôle important qu'elle joue dans la pathologie utérine et de
sa situation en quelque sorte périphérique qui
la fait entrer dans le domaine de la chirurgie, le
nom de *col chirurgical* de l'utérus nous semble

---

(1) C'était sans doute pour enchérir sur l'expression
d'Hippocrate, qui appelait le col *museau de la matrice*.
Mais la variante n'était pas heureuse; car le père de la
médecine restait du moins dans son sujet, sans s'aviser,
comme ses imitateurs, de greffer pour ainsi dire, et par
une sorte d'*ente animale,* un museau de poisson sur la
partie la plus intéressante peut-être de toute l'organisation humaine!

L'exemple est d'ailleurs devenu contagieux, à tel point
que, dans l'*Encyclopédie anatomique* (t. 5, p. 442), on en
est venu à assimiler le col chirurgical de la matrice au
groin d'un cochon ou à celui de l'ignoble tapir d'Amé-
rique (*collum tapiroides*).

Il est vraiment heureux que la nature ait pris soin,
chez la femme, de cacher aux yeux du plus grand nombre
un organe susceptible de revêtir une semblable apparence!

parfaitement lui convenir. Pourvu d'ailleurs qu'on se garde de confondre le *col chirurgical* avec le *col anatomique,* confusion que M. le professeur Cruveilhier reproche avec raison à ceux des auteurs qui l'ont commise (1), on peut se servir indifféremment de toutes ces dénominations, et nous en userons nous-même pour la plus grande facilité du langage.

Nous dirons encore, avec M. Cruveilhier, que, cet organe étant susceptible d'offrir, suivant certaines circonstances, des conformations très-variées, les différences qu'il présente dans l'état sain doivent être l'objet d'une étude toute particulière, pour éviter les erreurs de diagnostic et pour ne pas confondre l'état physiologique avec l'état morbide (2).

Nous allons donc l'examiner successivement : *A.* chez les vierges nubiles, *B.* chez les nullipares déflorées, *C.* chez les femmes qui ont eu des enfants.

Plus loin, lorsque nous parlerons du développement du col utérin, nous tâcherons de compléter son étude en le considérant chez le fœtus et chez les femmes très-avancées en âge.

---

(1) Cruveilhier, *Traité d'anatomie,* t. 3, p. 660.
(2) Ibid., t. 3, p. 661.

A. *Vierges nubiles* (pourvues d'un utérus *virgineus*). — On sera peut-être tenté d'objecter que chez elles cette étude est sans intérêt, puisqu'il n'en résulte guère d'applications pratiques. Nous pourrons répondre d'abord que pour bien apprécier les transformations que peut subir un organe, il est nécessaire avant tout de l'étudier dans son type d'organisation, et que c'est là seulement où il se rencontre; ensuite, qu'il n'est pas sans exemple, tant s'en faut, qu'une affection utérine ait nécessité un toucher explorateur chez une femme non déflorée, quel que soit d'ailleurs son âge, considération que j'écarte pour le moment.

Situation du col chirurgical. Il est admis généralement que la distance qui sépare l'extrémité libre du museau de tanche de la vulve, à part d'assez nombreuses exceptions, est de 7 à 8 centimètres, c'est-à-dire 2 pouces et demi environ, ou la longueur d'un index ordinaire. Or, chez les vierges nubiles, sa situation est plus profonde, et il est moins facile à atteindre, soit parce que les congestions mensuelles, jusqu'alors peu nombreuses, n'ont pas encore, en augmentant le poids de l'utérus, surmonté une partie de la résistance de ses ligaments suspenseurs, pour l'amener à sa place la plus habituelle; soit parce que le museau de tanche lui-même n'offre alors que fort peu de saillie, ce qui d'ailleurs est parfaitement exact.

Après avoir indiqué la situation normale du col utérin, nous devons dire que sa *mobilité* peut lui faire éprouver quelques variations dans certaines circonstances données et prévues à l'avance ; mais que, hormis ces cas et les cas pathologiques, bien entendu, cette mobilité, moins absolue que relative, n'altère en aucune façon la règle générale que nous venons d'énoncer.

Direction du col. La brièveté congéniale du vagin peut bien, chez certains individus, comme le disent quelques auteurs, ramener le col utérin à une direction voisine de l'axe de ce canal; mais il est vrai d'ajouter que, dans l'immense majorité des cas, au contraire, l'axe de l'utérus étant parallèle à celui du détroit supérieur, tandis que la direction du conduit vulvo-utérin est celle du détroit périnéal, ces deux axes forment, au point où ils se rencontrent, un angle obtus, ouvert en avant et en bas.

De cette disposition, il résulte que le museau de tanche présente, dès le principe, une *obliquité* telle, que la personne étant debout, il regarde notablement *en arrière* (1), et que la ligne de son

---

(1) M. Cruveilhier dit *en avant*. L'autorité est imposante à coup sûr, si toutefois la plume de l'éminent professeur a reproduit exactement sa pensée. Néanmoins je persiste dans la profonde conviction que l'obliquité postérieure du

axe, prolongée, viendrait aboutir à la pointe du coccyx. Nous verrons tout à l'heure que cette même disposition s'exagère chez les femmes soumises, depuis un certain temps, à de fréquentes approches sexuelles.

Configuration du col. Le museau de tanche se dessine, dans le sens vertical, sous la forme d'une portion d'ellipse, ou d'un mamelon conoïde dont le pourtour horizontal est assez régulièreme ntcirculaire, et dont l'extrémité libre n'offre aucune apparence de deux lèvres distinctes.

A son centre, se voit une petite ouverture presque arrondie (1), sensiblement plus rapprochée de

---

col est la règle, et l'antérieure, l'exception ; résultat qu'on peut d'ailleurs attribuer, en partie, à la pression exercée d'arrière en avant sur le fond du corps utérin, par les circonvolutions intestinales (voyez p. 144).

(1) Cruveilhier, P. Dubois, etc.

Je lis ce qui suit dans l'*Encyclopédie anatomique* (t. 5, p. 440) :

«Le méat utérin est transversal *chez la vierge* et plus tard arrondi.» Je pense que c'est exactement le contraire.

«C'est, ajoute-t-on, une fente transversale d'*une demiligne chez les vierges* jusqu'à vingt ans.»

On ne conçoit guère une fente transversale qui n'a qu'une demi-ligne d'étendue, le diamètre opposé devrait être nécessairement presque imperceptible! Mais poursuivons :

Dans le tableau annexé à la page 443, voici qu'on donne

son bord postérieur que de l'antérieur, ce qui fait paraître un peu plus épaisse la partie du col qui est en avant d'elle ; c'est le *méat utérin*, qui n'a guère que 2 à 3 millimètres de diamètre : aussi est-il assez difficile à reconnaître par le toucher.

Le professeur Antoine Dubois, dans ses cours d'accouchements, pour donner une idée de cet orifice chez les jeunes filles, se servait habituellement de la comparaison suivante : « Il fait ressentir, dit-il, au doigt qui le touche la même impression que celle que l'on éprouve en agitant l'extrémité du doigt sur le bout du nez ; en effet, l'intervalle qui se trouve entre les cartilages latéraux fait croire à l'existence d'une ouverture qui n'existe pas, il est vrai, mais qui paraît au toucher semblable à celle du museau de tanche. »

Autour de ce méat (1), le mamelon ou bour-

à l'orifice utérin, *chez les vierges*, la largeur de 2 *à* 3 *lignes*. Comment donc concilier cette nouvelle mesure avec celle qui précède, surtout lorsque nous lisons, à la fin de ce même tableau, que l'épaisseur de l'orifice utérin (son diamètre antéro-postérieur, toujours chez les vierges) est d'une ½ ligne (à 1 ligne) ; d'où il résulterait, en rapprochant cette dernière évaluation de la première, que, *chez la vierge,* la susdite fente *transversale* est décidément *arrondie.* Il y a là véritablement défaut de précision.

(1) Au lieu du mot *orifice* utérin, j'emploierai souvent, comme ressource de synonymie, le mot *méat* utérin, qui

relet utérin, qui, comme nous l'avons vu, n'a pas encore de lèvres distinctes, peut être décomposé en deux demi-circonférences : l'une, antérieure, ne fait une saillie que de 6 à 7 millimètres ; l'autre, postérieure, de 9 à 10 millimètres, d'où il suit que le cul-de-sac circulaire vagino-utérin est alors fort peu prononcé.

Quant à l'étendue relative, et d'avant en arrière, de la surface inférieure de ces deux demi-circonférences, c'est, terme moyen, 8 millimètres pour la première, et moins pour la seconde, c'est-à-dire 6 millimètres environ (1). Pourquoi cette différence? n'est-ce pas par hasard pour soustraire en partie le méat utérin aux pressions qui, plus tard, tendraient à oblitérer sa lumière?

Notons en passant, pour éviter la confusion qu'on trouve dans les divers auteurs, à propos de la saillie relative des lèvres du museau de tanche, que d'une manière absolue elles sont égales ; seulement la postérieure paraît plus étendue verticalement, à cause de l'insertion du vagin, qui, plus élevée de ce côté, démasque une partie de la

---

me paraît d'ailleurs convenir ici tout aussi bien qu'à toute autre espèce d'orifice, de même qu'on dit méat auditif, méat urinaire, etc.

(1) Cette dimension varie d'ailleurs suivant la conicité plus ou moins grande du col chirurgical.

base du col chirurgical ; tandis que l'antérieure
semble plus courte, par suite de l'abaissement de
l'insertion vaginale en avant, et néanmoins plus
saillante, en vertu de l'obliquité du col qui tend
à faire, face inférieure en arrière. Corrigez cette
obliquité, et toute la circonférence se trouve sur
le même plan, chez les femmes vierges bien entendu, car chez les autres nous verrons que le plus
souvent il n'en est plus ainsi.

Couleur et consistance du col. J'ai peu de chose
à dire à cet égard, si ce n'est que la première, très-
peu intense, tire sur le rose blanchâtre, hormis
dans l'état de grossesse, où elle est d'abord d'un
rouge vineux, puis presque violette et lie-de-vin,
particularité curieuse qui a été constatée pour la
première fois par Parent-Duchâtelet.

Quant à la seconde, qui est ferme, quoique non
dépourvue d'élasticité, elle diminue au moment de
chaque menstruation, et devient d'ailleurs beaucoup moindre après la puberté qu'avant elle. Ce
dernier fait, signalé par quelques auteurs, n'est-il
pas encore un de ceux qui préludent au vœu secret de la nature en prévision d'un prochain rapprochement des sexes?

Je ne sais si je m'abuse, mais il me semble que
rien n'est plus intéressant, plus attachant même,
que la recherche et l'étude de ces particularités,

minimes en apparence, mais n'en étant pas moins comme les préliminaires de cette grande époque, qui laisse dans le souvenir de la femme la trace la plus profonde, soit en lui dévoilant le secret de son organisation, soit en lui faisant apercevoir, sous un aspect tout nouveau, cette vie dont elle n'avait eu jusqu'alors, en quelque sorte, que la jouissance individuelle, et qu'elle se voit désormais appelée à transmettre, en la mettant pour ainsi dire en commun !

Pour mon compte, et je l'avouerai ici en toute sincérité, je ne connais pas de sujet qui me semble plus digne de toutes nos réflexions.

B. *Femmes déflorées, mais nullipares* (et portant un utérus *militant*). — Ici, pour rendre plus saillantes les différences de conformations que va nous présenter le col utérin, nous supposons que le temps a marché depuis que la fonction sexuelle s'exécute, et que celle-ci s'est suffisamment évertuée pour le mettre largement à profit.

Alors les conditions sont bien changées pour le col de la matrice ; en effet, à moins d'une disproportion négative, l'organe sexuel mâle l'a impressionné et modifié de telle sorte, qu'on pourrait, même sans qu'un grand laps de temps se fût écoulé, en constater déjà les traces visibles.

Dans le congrès sexuel, le pénis, en vertu de

l'énergie de son mouvement érecteur, exerce les
pressions les plus fortes, surtout à la paroi antérieure ou supérieure du vagin ; c'est donc, en définitive, au cul-de-sac vaginal antérieur que vient
aboutir le plus souvent et se concentrer la majeure partie de son action. Dès lors il est facile
de prévoir toutes les conséquences qui vont s'ensuivre (1).

1° Le cul-de-sac vaginal antérieur se pronon-
cera davantage et la lèvre antérieure du museau
de tanche fera un relief d'autant plus sensible ;

2° Le col utérin, eu égard à la direction oblique
de son axe longitudinal, oppose à l'agression
pénienne un plan incliné, qui devient à son tour
le but de ses atteintes ; il résiste d'abord, ainsi que
l'a fait de son côté le cul-de-sac vaginal antérieur,
à l'aide de ce que nous avons appelé le ligament
suspenseur du museau de tanche (voyez p. 56) ;
mais à la fin, il cède à la fréquence et à l'impé-
tuosité des chocs ; son obliquité augmente, et le

(1) Ce fait est déjà signalé, fort laconiquement il est vrai,
dans l'*Encyclopédie anatomique* : « Le coït répété amène dans
le col utérin un changement de forme » (p. 441). Un de nos
célèbres chirurgiens l'indique également en quelques
mots dans sa clinique imprimée ; mais il s'appuie sur un
fait anatomique matériellement faux, à savoir, l'insertion
utérine du vagin plus élevée en avant qu'en arrière.

pénis, glissant le long de son plan incliné, vient
épuiser son action dans le cul-de-sac vaginal postérieur; dernière ressource, en quelque sorte,
que la nature semble avoir tenue en réserve pour
satisfaire aux exigences les plus démesurées (1).

---

(1) Ce cul-de-sac postérieur est, en effet, susceptible de
prendre une vaste ampliation, comme on peut s'en assurer en lisant les lignes suivantes, que j'emprunte à M. le
professeur Cruveilhier (*Traité d'anatomie,* t. 3, p. 677) :
« La brièveté du vagin est pour la femme une cause de
stérilité, souvent aussi la cause de douleurs très-vives
dans l'acte de la copulation, et la source d'engorgements
inflammatoires aigus ou chroniques de l'utérus... Le plus
souvent, dans ce cas, qui est très-fréquent, l'acte répété
de la copulation a pour conséquence une sorte de *vagin
artificiel ,* qui se fait, en arrière du museau de tanche, aux
dépens de la paroi postérieure du vagin. Si on touche la
femme, on trouve le museau de tanche, en avant, à 1 pouce
$\frac{1}{2}$ de l'orifice du vagin, et le doigt porté derrière ce museau de tanche est reçu dans un vagin dont la paroi antérieure est adossée à la face postérieure de l'utérus. Ce
vagin artificiel est quelquefois plus long que le vagin naturel. »

Puisqu'il est question de conformations anormales du
vagin, je ne puis résister au désir de rapporter ici un fait
anatomique intéressant, que j'ai observé à la Salpêtrière
sur une épileptique âgée de vingt-trois ans, et que je n'ai
encore consigné nulle part :

Joséphine Bayeux vint un jour réclamer mes soins pour
une affection sexuelle. En la touchant d'après les principes

3° Mais cette même pression, qui vient d'ajouter à l'inclinaison du col, ne tarde guère non plus à avoir pour effet d'aplatir et d'allonger sensiblement la demi-circonférence antérieure de sa portion vaginale ; puis elle se transmet jusqu'au méat utérin lui-même, lequel tend alors à perdre sa forme circulaire, et *deux lèvres*, l'une antérieure et l'autre postérieure, commencent à se dessiner, ce qui peut-être est la cause primitive et prédispo-

---

sagement établis, c'est-à-dire en procédant du périnée vers la vulve, je pénétrai d'abord dans un cul-de-sac profond d'un pouce et demi environ, mais non terminé, comme je m'y attendais, par un museau de tanche ou par une ouverture quelconque ; cependant cette personne était réglée. Je continuai donc mon examen en y apportant toute l'attention suffisante, et je rencontrai, au-dessus de ce premier cul-de-sac, une seconde ouverture qui me conduisit cette fois dans le véritable vagin.

Joséphine possédait donc une sorte de vagin supplémentaire, dont elle paraissait d'ailleurs ne pas ignorer l'usage, non plus que celui du vagin principal. Le premier était-il congénial ou accidentel ? J'incline vers la première hypothèse ; car, dans les questions que je lui adressai, rien ne put me conduire à admettre la seconde manière de voir.

Quoi qu'il en soit, cette singulière disposition, dont je ne sache pas qu'il y ait, à part un cas analogue signalé par M. le Dr Vernois, beaucoup d'exemples indiqués dans les auteurs, pourrait être l'objet de plus d'une considération intéressante, mais qui ne serait pas ici à sa place, et dont je m'abstiendrai conséquemment.

sante des deux fissures qu'on observe presque toujours, après l'accouchement, aux deux angles de l'orifice externe du col de la matrice.

Bientôt, si les pressions se succèdent trop fréquemment, l'action vitale de la lèvre antérieure, exaltée sous leur influence, détermine un accroissement dans la nutrition de l'organe, et il s'hypertrophie. C'est encore pour lui un état physiologique ; mais de là à l'engorgement pathologique il n'y a qu'un pas, et si la cause se répète avec excès, sous peu il sera définitivement franchi.

C'est alors que le coït produira ces tiraillements douloureux que la femme rapporte en partie à la région de la vessie; effet qu'il faut attribuer peut-être à la distension du ligament suspenseur du col utérin, que le pénis repousse en arrière avec le col lui-même, de telle sorte que le cul-de-sac vaginal antérieur tend à s'effacer, le corps de l'utérus s'inclinant de plus en plus en avant (1).

Enfin, dans les cas extrêmes, pour peu que le col allongé ou engorgé vienne, en se rétrover-

---

(1) N'est-il pas évident que c'est là une des causes principales et des *antéversions* du corps utérin, infiniment plus communes en effet que ses rétroversions, et des *engorgements* de la lèvre antérieure du museau de tanche, qui l'emportent sur ceux de la lèvre postérieure dans la proportion des quatre cinquièmes (statistique extraite de ma collection d'observations, 1re série de 20 femmes).

sant, à s'appliquer un peu fortement sur le rectum, le cul-de-sac postérieur lui-même, l'*ultima ratio* du congrès, est d'un abord difficile, et la fonction sexuelle, perdant, en grande partie, ce doux attrait dont la nature s'était plu à l'entourer pour la rendre aimable, devient alors pour la femme un vrai supplice, qu'elle cherche souvent à dissimuler, soit par générosité, soit par des considérations de sécurité, d'ordre et de paix intérieure.

Si maintenant, laissant de côté ces cas extrêmes, qui rentrent dans le domaine de la pathologie, nous nous renfermons dans l'état purement physiologique d'un col utérin, appartenant à la catégorie de femmes que nous venons d'examiner, nous pouvons résumer ainsi ses caractères distinctifs :

Son obliquité est telle, que son axe viendrait aboutir vers le milieu du coccyx.

Sa lèvre antérieure, qu'elle soit hypertrophiée oú amincie, dépasse sensiblement la lèvre postérieure, après réduction de l'obliquité.

Son méat a perdu sa forme circulaire, devenue linéaire elliptique.

Le cul-de-sac vaginal antérieur est assez notablement déprimé.

Avec ces trois ou quatre principaux caractères, en supposant que les parties extérieures de la génération me fissent défaut pour m'éclairer, je me croirais suffisamment fondé à établir qu'un coït plus ou moins fréquent a dû être exercé, ce qui, en médecine légale, peut ne pas être indifférent à déterminer.

C. *Femmes uni ou multipares.* — C'est ici, bien certainement, que le col utérin a subi, en général, dans sa conformation, les plus notables altérations. Je dis en général, car on doit se garder de croire qu'il en est toujours nécessairement ainsi ; il est des femmes qui ont été mères, et dont le col n'est pas sensiblement déformé, par exemple lorsqu'un certain laps de temps s'est écoulé depuis l'accouchement, et que l'organe a pu jouir ensuite du bienfait d'un salutaire repos ; ou bien, lors de la parturition, quand l'expulsion du fœtus s'est faite avec des conditions tellement favorables, que le col de la matrice, doué lui-même d'une heureuse élasticité, a réellement peu souffert dans la continuité de sa substance. Quoi qu'il en soit, c'est un fait dont il faut être prévenu, et que j'ai pu moi-même constater.

Ayant fait la part de l'exception, voyons maintenant ce que donne la règle :

Une première remarque a consigner, c'est qu'après une ou plusieurs grossesses, le col a notablement diminué de longueur ; que ce soit d'une manière absolue (1), ou seulement en sens inverse et proportionnel à l'accroissement de l'utérus lui-même (2), dans son diamètre longitudinal, la chose n'en demeure pas moins constante.

Le museau de tanche est donc plus court, et c'est un bénéfice pour la femme ; car, si l'accouchement a ajouté à ses chances d'affections du col utérin, la diminution de longueur de cet organe, entraînant celle de son obliquité, a réduit ces mêmes chances d'autant. Il ỷ a au moins compensation (3). Ajoutons que ces nouvelles con-

---

(1) Cazeaux, *Traité d'accouchements*, p. 37.

(2) Paul Dubois, *Traité d'accouchements*, t. 1, p. 160.

(3) Nous avons vu jusqu'à présent, eu égard à la *direction* du col utérin, tant chez les femmes déflorées nullipares que chez les uni ou multipares, que la *rétroversion* plus ou moins prononcée était le fait général; nous avons eu néanmoins plusieurs occasions de constater le fait exceptionnel, en voici entre autres un des plus remarquables :

Mme L..., âgée de quarante-huit ans, mariée depuis l'âge de vingt-deux, a eu quatre enfants, dont le dernier atteint présentement sa quinzième année; ses accouchements ont tous été des plus faciles et des plus heureux. Cette dame, fort bien réglée et d'une constitution robuste, n'a jamais fait de fausse couche, n'a jamais offert le moindre symptôme d'indisposition sexuelle, et, pour bien dire, n'a jamais été affectée, à sa connaissance, d'aucune maladie quelconque.

ditions deviendront encore plus favorables pour la femme multipare, s'il survient chez elle un

---

Elle se plaint actuellement, et pour la première fois, d'un peu de leucorrhée qui l'inquiète. Je la touche, et je constate ce qui suit :

Le doigt, introduit dans le vagin en rasant sa paroi postérieure, arrive au fond de ce conduit sans y rencontrer de *col chirurgical,* quoiqu'il se livre à tous les mouvements de circumduction possibles. De guerre lasse, je le ramène d'arrière en avant, en lui faisant suivre cette fois la paroi antérieure du canal vulvo-utérin, qui me paraît plus bombée qu'à l'ordinaire, et je parviens ainsi jusqu'à la symphyse pubienne, derrière et au-dessus de laquelle je découvre, blotti pour ainsi dire, le *museau de tanche,* singulièrement modifié dans sa forme.

La lèvre antérieure n'existe pas ou s'est identifiée avec la partie voisine du vagin : donc, pas de lèvre antérieure, et à peine de cul-de-sac vaginal correspondant ; car l'orifice utérin, dilaté, regardant en avant et un peu en bas, se trouve tout près de la face postérieure du pubis ; la lèvre postérieure forme un relief de 8 à 10 millimètres environ, ne s'abaissant pas au-dessous de l'arcade pubienne. Le col utérin est fixé, dans cette situation anormale, d'une manière presque inamovible, sans que le doigt puisse le déplacer ; en arrière et au-dessus de lui, le vagin est constitué entièrement par le cul-de-sac postérieur.

Corollaires. En présence d'une pareille conformation, les questions se pressent en foule, les déductions abondent de toutes parts ; bornons-nous, pour le moment, à celles

embonpoint assez marqué, car le col utérin sera
de moins en moins accessible à l'influence malfaisante de l'agression pénienne. Nous signalons ce
fait comme un résultat d'observations très-pré-
cises et fréquemment répétées.

---

qui se rattachent le plus directement à l'ordre actuel de
nos idées et de nos recherches.

Ou cette disposition est congéniale, ou elle est acquise.
Dans le premier cas, c'est tout simplement un vice de conformation à constater ; je n'ai pas besoin d'ajouter combien
il eût été intéressant de l'étudier dans les modifications
successives que devait lui imprimer une grossesse, et dans
celles qui pouvaient en résulter pour l'évolution utérine
elle-même. Notons de plus que cette dame a eu quatre
enfants. Il faut donc qu'un utérus qui veut absolument
concevoir puisse réellement mettre en jeu une singulière
faculté d'aspiration ; à moins que l'on ne se plaise davantage à supposer que les animalcules, un instant fourvoyés
au fond de l'impasse du cul-de-sac vaginal, se soient ra-
visés en rétrogradant vers l'orifice utérin ; car celui-ci,
dans la position qu'il occupe, se trouve véritablemen thors
de la portée de toute projection spermatique régulière.
Dans le second cas, si l'on se sent plus disposé à l'admettre,
ce serait une conséquence de l'action du pénis, ayant
suivi de préférence, dès le principe, et pour une cause
quelconque dont je ne veux pas me préoccuper en ce moment, la paroi postérieure du vagin, refoulant ainsi en
avant le col de l'utérus. Le temps, et la rétraction successive
et du ligament suspenseur du col et des tissus qui l'avoi-
sinent, auraient fait le reste.

Le museau de tanche est aussi plus gros et moins conique, et c'est surtout son diamètre transversal qui s'est accru. Si donc, en examinant le col utérin, chez une femme qui a été mère, on trouve le diamètre antéro-postérieur excédant de beaucoup le diamètre latéral, on peut supposer avec raison qu'il existe un engorgement (1).

Mais c'est principalement vers l'extrémité libre du col chirurgical que se produisent les phénomènes les plus remarquables.

C'est ainsi que l'orifice utérin, que nous avons vu circulaire chez les vierges, elliptique ou presque linéaire dans les utérus *militants* mais nullipares, se change ici en une vraie fente transversale, de 12 à 15 millimètres d'étendue, échancrée à ses angles, surtout au gauche.

En outre, ce méat est plus dilaté, et peut souvent admettre le bout de l'indicateur, jusqu'au tiers ou la moitié de sa première phalange.

Au lieu de se montrer superficiel, comme par le passé, il est plus ou moins caché dans un sillon profond, borné par le relief des deux demi-circonférences de l'extrémité libre du museau de tanche, lesquelles se sont définitivement transformées en *deux lèvres séparées et distinctes,*

(1) Costilhes et Boys de Loury, R., ouvr. cité, p. 12.

assez fréquemment boursouflées et saillantes, à tel point qu'il est quelquefois difficile, en les écartant soit avec le doigt, soit avec l'extrémité utérine du speculum, d'arriver jusqu'à l'orifice avec le premier, ou de le mettre en évidence avec la seconde.

De ces deux lèvres, l'antérieure demeure sensiblement plus proéminente dans la grande majorité des cas, ce qu'il est bon de se rappeler, eu égard au diagnostic des engorgements du col utérin.

Toutes deux conservent ordinairement un aspect assez lisse et régulier; mais il n'est pas rare non plus de les trouver inégales, comme mamelonnées, parfois même déchiquetées en plusieurs lanières anguleuses, mais dont les angles s'arrondissent avec le temps. C'est surtout après les accouchements laborieux qui surviennent chez les primipares que j'ai rencontré cette disposition.

Sur une jeune femme, Mme C..., que nous avons assistée, M. le professeur Cazeaux et moi, pour un accouchement de cette nature, il y a aujourd'hui onze mois environ, cette conformation accidentelle du col chirurgical est encore très-prononcée, et de plus, l'orifice utérin est suffisamment entr'ouvert pour qu'on puisse y introduire presque en entier l'extrémité unguéale du doigt indicateur.

SECTION II.

Surface et conformation intérieure du col de la matrice.

Cette surface intérieure circonscrit ce qu'on appelle la *cavité* du col de la matrice, par opposition à la cavité du corps de ce viscère, avec laquelle elle communique librement. Elles sont néanmoins séparées l'une de l'autre par une ligne de démarcation assez tranchée ; c'est un véritable rétrécissement circulaire qui constitue l'*orifice interne* du col utérin, et qu'on désigne en effet sous ce nom.

A. *Femmes nullipares.* — Étendue de l'orifice interne à l'orifice externe qui occupe le sommet libre du museau de tanche, cette cavité du col *anatomique* de l'utérus représente un petit canal allongé, plus ou moins aplati, dilaté dans sa partie moyenne, rétréci à ses deux extrémités, et conséquemment à peu près fusiforme.

On lui distingue deux parois, l'une antérieure, l'autre postérieure ; elles sont presque contiguës l'une à l'autre, séparées seulement par une couche de mucus assez abondante (1), excepté vers

---

(1) Dans certaines circonstances, et spécialement pen-

leur partie moyenne, c'est-à-dire la partie la plus
renflée du canal, où elles sont sensiblement écar-
tées.

1° *Partie moyenne.* Une coupe verticale prati-

---

dant la grossesse, ce mucus, sécrété en plus grande quantité, devient très-tenace et demi-solide, et est alors désigné sous le nom de *bouchon gélatineux* du col utérin,
dont il obture la cavité.

M. Adolphe Richard, dans sa thèse inaugurale (*De la
Muqueuse utérine,* mai 1848), œuvre d'ailleurs remarquable
à plus d'un titre, étayant son opinion de pièces observées
par lui dans la collection de M. Coste, regarde l'existence
du bouchon gélatineux comme à peu près constante, soit
pendant, soit hors l'état de grossesse (p. 13).

D'un autre côté, un jeune professeur agrégé, anatomiste non moins distingué, M. Robin, établit (*Archives générales de médecine,* 1848) que, à part la période de gestation, les follicules cervico-utérins ne sécrètent rien absolument, et que toutes les causes qui, dans l'état de
vacuité, les font entrer en action, produisent une maladie
caractérisée anatomiquement par cette sécrétion même.

M'appuyant aussi, pour mon compte, sur d'assez nombreuses observations, je crois que la vérité se tient à égale
distance de ces deux assertions, qui paraissent s'exclure
réciproquement ; car, si M. Robin a raison, l'existence du
bouchon gélatineux n'est plus constante, comme le veut
M. Richard ; et si c'est M. Richard qui a rencontré juste,
il s'ensuivrait, d'après l'interprétation de M. Robin, que
toutes les femmes, moins celles qui sont enceintes, seraient affectées d'un catarrhe utéro-cervical.

quée sur cette partie de la cavité du col donne, comme figure géométrique, une ellipse, ou même une sorte de losange, allongée transversalement, aplatie de haut en bas, ou d'avant en arrière, si l'on suppose l'utérus dans sa position normale, le sujet étant debout (1).

Les deux angles obtus de cette losange correspondent à deux crètes ou raphés longitudinaux et médians, l'un antérieur et l'autre postérieur, qui se continuent avec deux raphés semblables, mais moins prononcés, qu'on observe également dans la cavité du corps de l'utérus.

Les deux angles aigus de la losange, parfois légèrement arrondis, ou tronqués à leur sommet, viennent aboutir, vers les bords latéraux du col, à une autre crète ou ligne verticale, mais moins apparente que les premières (2).

Ces quatre lignes, qui subdivisent en quatre plans longitudinaux secondaires la cavité du col utérin, sont reliées entre elles par des replis transversaux nombreux, épais, assez régulière-

---

(1) Pour rendre cette donnée plus facile à saisir, je comparerais volontiers la forme de cette partie du col, que la section laisse béante, à celle d'une plaie faite dans un tissu assez dense et résistant, avec une lame renforcée en arètes sur la partie moyenne de ses deux faces.

(2) Paul Dubois, ouvr. cité, t. 1, p. 156.

ment disposés les uns au-dessus des autres, mais s'envoyant des prolongements obliques qui s'entre-croisent, en formant comme une sorte de feutrage. C'est à l'ensemble de toutes ces branches et rameaux, qui a quelque ressemblance avec une feuille de fougère, qu'on a donné le nom de *lyre*, ou mieux d'*arbre de vie*.

Ces nombreux replis, par l'entre-croisement de leurs subdivisions, qui se multiplient et se prolongent quelquefois assez avant dans le tissu même du col, interceptent entre eux des espaces dont les uns sont de simples sillons assez superficiels, mais dont les autres constituent de petites cavités anfractueuses, contenant dans leur intérieur, surtout les plus profondes, une assez grande quantité de mucus, qu'on en fait suinter par la pression.

Il en est dont l'ouverture de communication est assez petite pour ne laisser passer qu'une soie de sanglier, ce sont celles que Boyer paraît vouloir désigner plus spécialement sous le nom de lacunes (1).

De plus, on trouve souvent dans la cavité du col utérin de petites vésicules transparentes, acquérant parfois un développement assez consi-

---

(1) *Traité d'anatomie* de Boyer, t. 4, p. 569.

dérable, et qu'un ancien anatomiste, Naboth, avait pris pour des ovules humains ; on leur a conservé depuis la dénomination d'*œufs de Naboth*, quoique leur véritable nature, fort différente, soit aujourd'hui bien connue.

Ce sont, le plus ordinairement, des follicules mucipares, formés d'une membrane fine (Boyer), remplis d'une mucosité claire, et dépourvus d'un orifice excréteur, suivant Boyer (1), tandis que, selon d'autres anatomistes, ces orifices se seraient accidentellement oblitérés, d'où leur distension anormale, par l'accumulation successive du mucus qu'ils sécrètent (2).

Les uns, arrondis, superficiels, presque libres, s'observent dans les principaux sillons de l'arbre de vie, aux rameaux desquels ils peuvent n'adhérer que par un simple pédicule.

---

(1) *Traité d'anatomie* de Boyer, t. 4, p. 569.

(2) Dans un mémoire fort remarquable sur les *kystes de la matrice*, publié en 1847, M. le Dr P.-C. Huguier, chirurgien de l'hôpital Beaujon, a fait de ces follicules une étude approfondie. D'autre part, nous avons eu déjà l'occasion de citer les mémoires non moins intéressants que M. le professeur Robin a fait insérer dans les *Archives générales de médecine* de 1848. Plus loin, en traitant de la muqueuse du col, nous mentionnerons, à propos de l'organisation de ces follicules, quelques indications empruntées à ces deux auteurs.

Les autres, profonds, cachés sous les lacunes, sont parfois comme enclavés dans la substance même de l'utérus.

Enfin il est une dernière espèce de vésicules qu'il m'est arrivé de rencontrer et d'étudier à plusieurs reprises, et qu'on n'a point encore indiquées, probablement parce que l'on croyait avoir affaire à de vrais follicules. Voici leur mode de formation:

La muqueuse du col utérin, appliquée à la surface des branches et des rameaux de l'arbre de vie, pénètre ensuite dans les sillons et les lacunes qu'ils interceptent, pour les tapisser à leur tour; mais quelquefois elle passe au-dessus de l'une de ces dernières sans s'y introduire. Cette lacune est alors convertie en une sorte de kyste, fermé du côté de la cavité du col par un pont membraneux, et ce dernier est lui-même constitué par la muqueuse, qui, ainsi soulevée et isolée, devient d'une étude bien plus facile. Sur un des utérus que je conserve par devers moi, on peut encore constater une de ces sortes de vésicules.

2° *Extrémités de la cavité du col.* L'extrémité supérieure correspond au rétrécissement qui la sépare de la cavité du corps de l'utérus, et représente son orifice interne. Une double particularité la rend intéressante: c'est là que viennent se perdre insensiblement les dernières ramifica-

tions de l'arbre de vie, et c'est là que la muqueuse du col, se dépouillant de son épiderme,
qui se termine par un bord frangé (1), change
de nature pour se transformer en cette muqueuse
utérine, si remarquable et si bien étudiée, dans
ces derniers temps, par plusieurs anatomistes
habiles, à la tête desquels il faut surtout placer
M. le professeur Coste (2).

---

(1) Cruveilhier, *Traité d'anatomie*, t. 3, p. 668.

« L'épithélium, dit M. A. Richard (ouvr. cité), semble
rendre continues les deux muqueuses utérine et cervico-
utérine ; mais, en réalité, il existe une complète séparation à l'orifice supérieur du col.

« Le feuillet le plus élevé de l'arbre de vie, par où com-
mence la muqueuse cervico-utérine, vient s'appliquer sur
le bord mince et nettement arrêté par lequel, plus profondément, se termine la muqueuse utérine proprement dite.
La structure viendra plus amplement nous démontrer ce
qui ressortirait de l'anatomie comparée, de l'anatomie des
âges, de l'histoire du développement : c'est que le col et
le corps utérin, loin d'être les parties d'un même tout,
sont dans une sorte d'antagonisme. »

Je cite avec d'autant plus de plaisir ce passage de
M. A. Richard, qu'il confirme entièrement ce que moi-
même j'ai voulu prouver dans cet opuscule, à savoir : que,
par sa structure, par l'anatomie des âges, par la considération de son développement, enfin par celle de ses usages,
le col de la matrice était un organe essentiellement dis-
tinct ; et qu'il justifie pleinement le parti que j'ai pris de
tracer séparément son histoire.

(2) Coste, *Compt. rend. des séances de l'Acad. des sc.*, 1842.

L'extrémité inférieure de la cavité du col, limi
tée par le bord de l'orifice externe, ou méat utérin, est presque lisse, et, comme la précédente,
ne présente plus ni replis ni lacunes; de plus, elle
est également le point de départ du changement
d'aspect, et peut-être même de nature, qui s'o-
père entre la muqueuse de la cavité du col et celle
de la surface du museau de tanche.

Disons enfin, pour terminer ce qui est relatif à
cette partie canalisée du col de la matrice, que,
mesurée verticalement, de l'une de ses extrémités à l'autre, elle offre environ 26 millimètres
d'étendue; que son diamètre transversal, pris au
milieu de sa hauteur et dans sa partie la plus large
(et parois non comprises, ajouterai-je, pour plus
de clarté), est de 15 à 16 millimètres.

Le même diamètre, considéré au niveau de
l'orifice interne, est de 9 millimètres. Celui de
l'orifice externe est mesuré par l'étendue du méat
utérin, dont les dimensions ont été exposées plus
haut.

Enfin l'épaisseur de chacune des parois du col,
prise au milieu de la longueur de cette cavité, est
de 6 millimètres (1).

B. *Femmes multipares.* — Un ou plusieurs ac-

---

(1) Paul Dubois, loc. cit., t. 1, p. 157.

couchements ont modifié, d'une manière très-notable, quelques-uns des caractères que nous venons de constater dans la cavité du col utérin.

Une des modifications, la plus saillante, est relative à sa *forme*.

En effet, si, d'une part, l'orifice interne s'abaissant un peu, de sorte que l'ensemble du col présente un diamètre vertical moindre chez la femme multipare, s'est en même temps élargi d'une manière assez prononcée; d'autre part, l'orifice externe demeure également dilaté, et dans une proportion beaucoup plus grande, à tel point qu'il peut souvent admettre avec facilité toute la portion unguéale de l'index.

Il résulte de là que cette cavité du col utérin n'a plus aussi exactement la forme d'un fuseau, mais qu'elle se rapproche de celle d'un cône, dont la base est en bas et le sommet en haut; et l'on conçoit aisément qu'un caractère de cette valeur, dont l'état de grossesse nous offrira bientôt le type et l'exagération, ne soit point à dédaigner, dans une expertise médico-légale par exemple.

Il est une autre modification que les auteurs veulent faire découler nécessairement de la primi et surtout de la multi-parité, c'est l'effacement et même la disparition complète des plicatures et des sillons ou lacunes qui constituent l'arbre de vie.

A part les cas extrêmes, c'est-à-dire ceux où de très-nombreux accouchements à terme se sont succédé, je crois pouvoir avancer que, pour les cas les plus ordinaires, l'assertion des auteurs n'est pas exacte.

J'ai eu l'occasion d'examiner beaucoup de cols de l'utérus, et le plus souvent, j'ai rencontré l'arbre de vie plus ou moins profondément sculpté à sa place habituelle, et je dois ajouter que, lorsque je l'ai vu réellement effacé, c'était dans des circonstances différentes de celles qui ont été définies, c'est-à-dire dans des cas d'engorgements très-prononcés du col, où le tissu propre de l'utérus, très-hypertrophié, avait en quelque sorte envahi les anfractuosités des lacunes et fait disparaître le relief des replis et nervures (1).

L'effacement de la lyre ou arbre de vie pourrait donc être considéré, le plus fréquemment, comme un caractère anatomo-pathologique de l'engorgement du col de la matrice.

SECTION III

(APPENDICE).

Du col de la matrice chez les femmes enceintes.

Après avoir considéré le col utérin chez les

---

(1) Je pourrais produire à l'appui un exemple que je conserve dans l'alcool.

vierges, les déflorées nullipares, et les femmes uni
ou multipares, je crois devoir l'examiner aussi,
ne serait-ce que pour éviter le reproche d'avoir
laissé dans mon travail une lacune regrettable,
chez les femmes en état de grossesse.

Je ne veux d'ailleurs insister que sur les points
d'où pourront se déduire quelques conséquences
pratiques relatives à la pathologie du col, tous les
autres détails qui se rapportent à son développement, pendant la gestation, ne se trouvant à leur
véritable place que dans un traité d'accouchements.

Le phénomène le plus capital, comme le fait
observer avec raison M. le professeur Cazeaux (1),
à propos des transformations offertes par le col
utérin pendant la grossesse, c'est sans contredit
son *ramollissement*.

On sait que, pendant l'état de vacuité, son tissu
a la consistance du tissu fibreux. Or, immédiatement après la conception, et surtout à partir de
la fin du premier mois jusqu'à l'époque de la parturition, ce ramollissement, ou plutôt cette sorte
de boursouflement congestionnel, envahit successivement le col, en procédant de son orifice
externe vers l'orifice interne; d'où il suit que si,

(1) Cazeaux, *Traité de l'art des accouchements,* p. **69**;
1846.

dans la première moitié de la gestation et surtout vers le sixième mois, on presse un peu sur cette surface épaissie et ramollie tout à la fois, le doigt constate d'abord sa mollesse fongueuse, mais arrive bientôt sur le tissu propre du col, qui possède encore sa consistance normale.

« La sensation qu'on perçoit alors, dit M. Cazeaux, ressemble à celle qu'on obtient lorsqu'on presse avec le doigt sur une table recouverte d'un tapis de drap épais et mou. »

Je suis loin de contester la rigoureuse exactitude de la comparaison employée par l'habile professeur ; seulement je crois devoir lui en substituer une autre, qui me paraît se rencontrer plus aisément à la portée des observateurs, et qui me semble en même temps plus appropriée au sujet.

Lors donc qu'on applique assez fortement la pulpe de l'index sur l'extrémité libre du pénis en érection, on déprime d'abord une portion molle et peu résistante, c'est le tissu du gland ; puis on arrive, en augmentant la pression, sur une partie plus rénitente et plus tendue, c'est l'extrémité antérieure des corps caverneux durcis par la congestion sanguine. Eh bien ! telle est absolument la double sensation fournie par le col utérin, exploré dans les circonstances que nous venons de préciser.

Maintenant il résulte de ce qui précède que si,

chez une femme enceinte de quatre à six mois,
vous ne rencontrez pas le ramollissement physiologique du col, il y a toute apparence que vous
aurez à combattre chez elle un engorgement morbide ; et par contre, si, chez une autre femme qui
n'offre certainement aucune présomption de grossesse, vous constatez une mollesse analogue à
celle qui caractérise le col au sixième mois de
gestation, vous devez vous tenir sur vos gardes,
car vous pourriez bien avoir affaire à une dégénérescence grave de l'organe en question.

Nous n'avons d'ailleurs, eu égard au premier
phénomène que nous venons de mentionner, aucune différence notable à signaler, soit qu'il s'a-
gisse d'une primipare ou bien d'une femme qui
a déjà fait plusieurs enfants. Je dirai seulement
que le ramollissement est beaucoup moins prononcé et beaucoup plus lent dans ses progrès
chez les premières que chez les secondes, mais
que chez toutes d'ailleurs il procède toujours de
bas en haut.

Un autre phénomène, qui mérite à son tour de
fixer notre attention, c'est la *dilatation* de la cavité du col anatomique de l'utérus, et principalement celle de son orifice externe. Ici les choses se
passent différemment, suivant que la femme est
à sa première grossesse ou, au contraire, qu'elle
en compte déjà plusieurs.

Dans le premier cas, celui de la femme primipare, l'orifice du museau de tanche, qui avant la conception offrait une simple fente linéaire, s'arrondit et constitue comme une petite fossette lenticulaire ; puis la partie moyenne de la cavité du col anatomique s'évase et continue à s'élargir, mais toujours dans une proportion plus grande que l'orifice externe, de telle sorte que l'ensemble de la cavité demeure *fusiforme* jusqu'à une époque assez rapprochée de l'accouchement. Quant au méat utérin lui-même, il se dilate progressivement pendant les six premiers mois de la grossesse, mais pas assez pour permettre sans effort l'introduction du doigt ; notons d'ailleurs qu'il reste lisse et poli, sans inégalités à son pourtour et à la face extérieure qui l'avoisine.

C'est ici le lieu de rappeler qu'en dehors de l'état de grossesse on peut observer cette dilatation du méat utérin dans deux circonstances, à savoir : au voisinage de la période menstruelle, où elle se manifeste assez communément, et dans le cas où il existerait un catarrhe utérin suffisamment prononcé. Dans la première de ces deux circonstances, le doute ne serait pas de longue durée ; pour ce qui est de la seconde, nous en parlerons plus loin, le catarrhe utérin se montrant bien plus fréquemment chez les femmes qui ont déjà plusieurs fois été mères.

Chez ces dernières, ou les multipares, lorsque l'utérus renferme un produit de conception, la dilatation du col offre de notables différences. En effet, déjà assez largement ouvert avant la grossesse, le méat utérin, à cause des cicatrices et des inégalités qu'il présente le plus ordinairement, a souvent une forme très-irrégulière, et d'une étude comparative moins facile ; néanmoins on parvient à constater que l'orifice s'est entr'ouvert davantage, et que l'extrémité du doigt y pénètre plus facilement.

Cet évasement de la cavité du col, qui marche de front avec le ramollissement de ses parois, va toujours croissant de bas en haut, de manière que vers la fin du sixième mois il atteint sa partie moyenne. Dès lors, et c'est sous ce rapport le principal caractère distinctif d'avec les primipares, cette cavité n'a plus la forme d'un fuseau, mais celle d'un *cône* dont la base répond en bas au méat, et le sommet à la partie du col non encore dilatée. M. le professeur Cazeaux, qui a le mérite d'avoir élucidé et bien établi ce point de doctrine, et auquel j'emprunte une partie de ces détails, la compare à un entonnoir ou à un dé à coudre dont le sommet est en haut, et la base en bas.

Maintenant est-il possible, hors l'état de grossesse, de rencontrer une dilatation semblable ?

Oui, sans aucun doute ; Lisfranc a signalé des cas de catarrhe utérin où le col entier était tellement élargi qu'on pouvait introduire le doigt jusque dans la cavité utérine (1). J'ai eu moi-même plusieurs occasions de constater des faits analogues, et je crois qu'ils doivent se présenter fréquemment dans la pratique médicale. J'ajouterai que c'est une donnée importante dont la médecine opératoire a fait plus d'une fois son profit.

Il s'agit donc seulement de ne pas confondre l'état physiologique avec l'état pathologique ; eh bien, on puisera ses éléments de diagnostic, d'une part, dans l'examen et l'appréciation des signes rationnels et sensibles de la grossesse, et de l'autre, dans les commémoratifs, qui établiront l'existence plus ou moins ancienne d'un catarrhe utéro-cervical. Il est d'ailleurs une circonstance précieuse et qu'il faut bien se garder d'omettre, c'est que le ramollissement du col accompagne sa dilatation physiologique, phénomène de gestation ; tandis que le catarrhe utérin donne plutôt lieu à une exagération de sa consistance normale.

Pour terminer ce que je me proposais de dire relativement à l'influence de la grossesse sur le col de la matrice, je n'ai plus à signaler que deux phénomènes, dont l'un est éminemment pratique,

(1) Lisfranc, *Clinique de l'hôpital de la Pitié*, t. 2, p. 144.

tandis que l'autre offre plutôt un intérêt scientifique.

Le premier a trait à l'*obliquité* du col utérin.
J'ai déjà beaucoup insisté sur l'obliquité postérieure du col, normale dès le principe, mais fort
exagérée plus tard sous l'influence d'un coït peu
mesuré; eh bien, un des résultats de la gestation,
c'est de la faire disparaître momentanément, ce
qu'il est facile de constater par le toucher, et ce
dont les femmes elles-mêmes sont souvent aver-
ties par la cessation des accidents, tels que élan-
cements, tiraillements ou pesanteurs, qui accom-
pagnaient cette espèce de déplacement; de telle
sorte que je ne serais pas surpris de pouvoir établir par la suite, m'appuyant sur des faits suffisamment nombreux, qu'une grossesse opère la
guérison de celles des affections du col utérin qui
sont produites par cette rétroversion.

Inutile d'ailleurs d'insister beaucoup sur la manière dont la grossesse la corrige : l'utérus plus
pesant s'abaisse d'abord, comme on sait, dans le
petit bassin; son axe se rapproche davantage du
parallélisme avec celui du détroit inférieur ou
du vagin. Il est vrai qu'il remonte plus tard, et
que la rétroversion du col se prononce de nouveau et le plus souvent s'exagère, mais la guérison qui vient de s'opérer reste acquise, le nouvel
état physiologique de l'utérus continuant à faire
une heureuse diversion.

Le dernier phénomène dont je voulais faire mention, c'est la modification éprouvée par l'*arbre de vie* lui-même, au milieu de cet épanouissement général de l'organe gestateur.

Lorsque l'accouchement est très-prochain, si l'on promène son doigt, avec attention, sur toute la face interne du col de la matrice, on la sent parfaitement lisse et unie, sans aucune apparence de rugosités quelconques. Elles ont donc obéi au mouvement excentrique rayonnant de toutes parts ; les crètes distendues et tiraillées se sont affaissées, les anfractuosités ou lacunes se sont dédoublées, en un mot tous les éléments qui composent cet arbre de vie ont contribué à l'ampliation du col ; mais comme ces éléments sont en grande partie formés de tissu musculaire utérin, après la délivrance, en vertu de leur contractilité et de leur élasticité propre, ils se rétractent, reviennent plus ou moins à leur ancienne disposition, et la lyre, ou arbre de vie, se trouve reconstituée, si ce n'est dans tous ses détails, au moins dans son ensemble.

Je dois faire, en terminant ce paragraphe relatif aux femmes enceintes, une remarque, à savoir : que c'est à dessein que je me suis abstenu de poursuivre, chez elles, les diverses modifications éprouvées par le col utérin, jusqu'à une époque trop rapprochée de la parturition. Cette

étude eût été sans objet, au point de vue où je me
suis placé dans cet opuscule.

SECTION IV.

Anomalies du col de la matrice.

Comme elles se rapportent, pour la plupart, à
la conformation générale du col utérin, conformation dont nous venons de terminer l'étude, et
fort peu à sa structure intime, qui deviendra le
sujet de la 5ᵉ section, nous avons pensé que
c'était ici le lieu où ces anomalies devaient plus
naturellement trouver leur place; nous allons
par conséquent, avant de passer outre, jeter sur
leur ensemble un coup d'œil rapide et néanmoins
méthodique, pour faire marcher de front, autant
que possible, la régularité et la précision.

Peut-être ne sera-t-il pas déplacé de dire ici, en
deux mots, comment nous avons composé cette
4ᵉ section de notre travail : plus encore que les
autres sections, elle était privée de modèle à
suivre; nous avons dû conséquemment la constituer à l'aide des faits épars dans un grand nombre de volumes, faits que nous avons recueillis
et rassemblés, y joignant ceux qui nous étaient
propres, en un seul faisceau, auquel nous avons
ensuite imposé, en attendant mieux, les divisions
suivantes :

Les anomalies du col de la matrice peuvent se séparer d'abord en deux grandes *classes* ou catégories, suivant qu'elles sont *accidentelles* ou *consécutives*, ou bien *primitives* et *congéniales*.

De plus, chacune de ces deux classes peut également se subdiviser en plusieurs *groupes*, selon que ces anomalies ont lieu par *excès*, par *défaut* de parties, ou par *vice* de *direction*, de *configuration*, de *proportion*; enfin de *situation*.

§ I. ANOMALIES ACCIDENTELLES OU CONSÉCUTIVES.

Celles-ci ne sont très-fréquemment que l'exagération d'un fait physiologique ; mais assez souvent aussi, elles doivent leur origine à un état pathologique dont elles deviennent la conséquence et l'expression.

A. *Anomalies par excès.* — *Excès de longueur.* Tantôt l'excès porte sur la totalité de l'organe, et il en résulte un col utérin tellement démesuré, que, au lieu de 1 pouce, moyenne de sa longueur normale, il peut atteindre à l'énorme dimension de 8 et 9 pouces d'étendue, sans aucune altération dans son tissu, et faire saillie hors des parties sexuelles de manière à simuler une véritable chute de matrice. Cette difformité est d'ailleurs assez commune pour avoir été signalée par un grand nombre d'auteurs, tels que Bichat, Lallement, Gardien, Levret, Van Swieten, Chambon, Segard, etc. (*Dict. des sc. médic.*, t. 31, p. 185).

Tantôt l'excès ne porte que sur l'une des deux lèvres du col de la matrice, sur l'antérieure par exemple, ce qui est d'ailleurs le plus commun, et cela produit, outre le vice par excès de longueur, un *vice de proportion* par rapport à la lèvre postérieure, demeurée fort en arrière. Rappelons, en passant, que c'est ce vice de conformation qui a valu au col chirurgical de l'utérus le nom de *museau de tanche* et celui plus récent de *collum tapiroides* (*Encycl. anat.*).

Enfin l'excès peut siéger au méat utérin lui-même, *tellement dilaté*, d'une manière anormale et permanente, hors l'état de grossesse, bien entendu, qu'il permet au doigt qui l'explore de s'introduire jusque dans la cavité de l'utérus. C'est le plus souvent, il faut le dire, l'effet d'un état pathologique, et spécialement du catarrhe chronique de la matrice (voy. p. 93, la citation empruntée à Lisfranc; voy. Paul Dubois, *Traité de l'art des accouch.*, t. 1, p. 160).

B. *Anomalies par défaut.* — *L'absence accidentelle du museau de tanche* est signalée, comme étant assez fréquente, par les auteurs les plus dignes de foi : « Il n'est pas rare, dit M. Cruveilhier

(*Traité d'anat.*, t. 3, p. 661), de voir toute la portion du col utérin qui proémine dans le vagin s'effacer complétement. Le vagin se termine alors par
un cul-de-sac, au fond duquel on sent au toucher
une ouverture plus ou moins prononcée. » C'est le
méat utérin, pour ainsi dire, à l'état *sessile*.

D'autre part, nous lisons dans le *Traité d'accouchements* de M. Cazeaux le passage suivant :
« En général, le col est d'autant plus court que
la femme a déjà eu un plus grand nombre d'enfants ; il semble, pour ainsi dire, que chaque accouchement en ait détruit une portion. Ainsi j'ai vu
deux femmes, dont l'une avait eu dix-sept, l'autre
dix-neuf enfants : chez toutes deux, le col était complétement détruit dans sa partie sous-vaginale. »

Enfin il est constant, comme l'a d'ailleurs
parfaitement établi M. Cruveilhier, et, qu'il nous
soit permis d'ajouter, comme nous l'avons assez
souvent constaté nous-même, que, chez les femmes avancées en âge, le col utérin chirurgical
s'atrophie, s'efface de plus en plus, et peut disparaître entièrement, à tel point, que le doigt
introduit dans le canal vulvo-utérin n'en rencontre plus le moindre vestige. Comme l'atrophie
partielle nous semble être le fait le plus général,
nous croyons devoir rattacher au groupe des
anomalies par défaut l'absence totale du museau de tanche, difformité qui résulte alors, ainsi

que nous l'avons exprimé ci-dessus, de l'exagération d'un phénomène physiologique.

En outre, si l'on explore avec soin, à l'aide
du toucher, le fond de ce cul-de-sac vaginal, dépourvu de son bourrelet utérin, il peut arriver
qu'on ne trouve plus l'orifice externe du col de la
matrice, et l'examen par le speculum ne saurait
davantage le faire découvrir. C'est que cet orifice lui-même s'est quelquefois *oblitéré*, ce qui
constitue une seconde espèce d'anomalie par défaut ou par absence.

Ajoutons, quoique cette considération ne soit
qu'accessoire à notre sujet, que le vagin participe fréquemment au retrait et à l'atrophie utérine, de telle façon que son cul-de-sac rétréci,
souvent comme cloisonné par des brides transversales ou obliques, se termine parfois en une
sorte d'entonnoir, ce qui rend, chez les femmes
âgées, l'introduction du speculum difficile, douloureuse, et même sanglante. C'est un fait qu'il
ne faut pas perdre de vue, si dans de telles conditions l'application de cet instrument devenait
nécessaire; elle ne devrait être tentée qu'avec la
plus grande réserve et les plus minutieuses précautions.

Mais il est d'autres circonstances où le col chirurgical cesse d'être appréciable au toucher, sans
qu'il ait pour cela cessé d'exister d'une manière

absolue ; seulement un état morbide est venu changer en des rapports de continuité ses rapports habituels de contiguïté avec le vagin ; et de plus, ses relations avec le monde extérieur se trouvent en grande partie détruites.

Ce sont ordinairement des vaginites, quelle que soit d'ailleurs leur cause, qui ont donné lieu à de semblables résultats. A la suite de ces inflammations cervico-vaginales, on a vu la partie supérieure du canal vulvo-utérin contracter des adhérences intimes avec la surface extérieure du col chirurgical, de telle sorte que celui-ci se trouvait définitivement enfermé dans une gaîne constituée par le vagin, et que sa saillie vaginale, ainsi *dissimulée*, le faisait rentrer d'une manière apparente dans les anomalies par défaut de parties. (Gardien, *Dict. des scienc. médic.*, article *Hystérotomie.*)

Nous trouvons consigné dans la *Clinique chirurgicale* de Lisfranc, t. 2, p. 136, un fait de cette nature, sinon parfaitement semblable à ceux dont parle Gardien, du moins très-analogue dans son résultat final, à savoir, l'*absence simulée du museau de tanche* : « Une dame de la rue des Saussaies, que nous avons soignée avec MM. Serres et Olinet, était affectée d'un engorgement subinflammatoire de l'utérus ; des ulcérations, constatées à l'aide du speculum, siégeaient sur le col de cet organe. Nous les avions cautérisées plusieurs fois, lorsque des contre-indications exigèrent qu'on suspendît la cautérisation ; il se manifesta une gastro-duodénite compliquée d'une hépatite. Ces affections graves marchaient d'ailleurs avec une grande rapidité ; elles fixèrent d'une manière très-spéciale toute l'attention des trois médecins aux soins desquels cette dame était confiée. L'art triompha de ces affections morbides. Notre sollicitude se porta alors avec une sorte d'anxiété du côté de la matrice : quel ne fut pas notre étonnement lorsque nous acquîmes, par le toucher et par l'usage du speculum, la certitude que le *vagin était entièrement oblitéré* à 5 centimètres environ (1 pouce ⅔) au-dessus de son orifice inférieur ! »

Ailleurs, c'est seulement sur la face inférieure du museau de tanche, et conséquemment sur le méat utérin, que s'est développée une inflammation pseudomembraneuse. On l'a vue souvent dépendre de l'irritation produite par un coït trop répété, et surtout par la disproportion de longueur entre le pénis de l'homme et le vagin de la femme. (Dict. en 60 vol., t. 37, p. 20.)

D'autres fois enfin l'inflammation est encore plus restreinte, comme cela peut s'observer soit à la suite de quelques traitements chirurgicaux, soit après certaines pratiques exercées à travers le canal cervico-utérin, et la phlegmasie adhésive peut alors n'occuper que l'orifice externe ou les deux orifices du col de l'utérus.

Les cautérisations fournissent, dit-on, plus d'un exemple se rattachant au premier des deux cas ci-dessus; nous y reviendrons tout à l'heure. La résection du col chirurgical en a produit un autre, que j'ai constaté moi-même. Il s'agit d'une jeune femme, Mme G..., à laquelle M. le Dr Jobert (de Lamballe) a pratiqué cette opération, il y a quelques années. Son orifice utérin, auparavant fort large, ce que je sais pour l'avoir non-seulement examiné, mais même dessiné, est actuellement réduit à un pertuis capable d'admettre tout au plus la tête d'une petite épingle. Nous ne nous dissimulons pas d'ailleurs qu'une partie de cette oblitération doit être mise sur le compte du tissu inodulaire, et cette dernière considération est utile à signaler, car elle indique certaines précautions à prendre, après la résection du col de l'utérus, pour prévenir l'occlusion de son orifice.

Quant au second cas exprimé ci-dessus, il trouve sa justification malheureusement trop réelle dans l'observation journalière des faits médicaux. C'est ainsi qu'un de mes anciens collègues en la carrière, toujours trop courte et toujours si vivement regrettée, de l'*internat* dans les hôpitaux de Paris, M. le Dr Caffe, pour qui j'ai conservé le plus

amical souvenir, rapporte dans le *Journal hebdo-
madaire* un exemple d'oblitération du méat utérin, survenue à la suite de tentatives faites pour
provoquer l'avortement.

Quoi qu'il en soit de la cause qui développe l'inflammation adhésive dans l'orifice utéro-cervical,
tantôt il en résultera son *oblitération complète*, ce
qui constituera l'anomalie par absence ou par défaut; tantôt l'occlusion sera *partielle*, et devra
n'être plus considérée que comme un *vice de proportion*.

On conçoit facilement les inconvénients plus
ou moins graves qui pourront découler de ces
diverses dispositions anormales : partielles, elles
exposent la femme tout au moins à une stérilité
presqu'inévitable; complètes, elles entraînent la
rétention du flux menstruel (1) et sont nécessairement suivies d'un accouchement artificiel plus ou
moins dangereux, si l'occlusion du col est survenue après une conception accomplie (voyez le

---

(1) Voy. le premier fait consigné par Gautier (*). Ce chirurgien pratiqua l'hystérotomie; la malade guérit, et ce
qu'il y a de remarquable, c'est que la menstruation paraît
s'être établie par l'ouverture accidentelle faite à l'utérus
et demeurée fistuleuse.

(*) Dans le *Journal de médecine* de Corvisart, numéro de vendé-
miaire an XII.

deuxième fait rapporté par Gautier, loc. cit.) (1).

En terminant ce qui est relatif aux anomalies par défaut, nous devons rappeler que les cautérisations pratiquées sur le col chirurgical de la matrice, celles même qui paraissent les plus inoffensives, sont accusées, de nos jours, de pouvoir donner lieu à l'oblitération accidentelle de l'orifice utérin, ainsi qu'à toutes ses suites fâcheuses. Ce n'est pas, sans aucun doute, un motif suffisant pour renoncer à une médication en elle-même très-efficace, mais c'est au moins un avertissement salutaire, à l'adresse de ceux d'entre nos collègues qui pourraient être enclins à en user un peu légèrement, afin qu'ils se tiennent sur leurs gardes, ne l'emploient qu'à propos, avec une sage mesure, et, dans tous les cas, soient surtout attentifs à bien surveiller son action.

C. *Anomalies par vice de direction.* — Nous avons vu que la direction normale du col de l'utérus était, approximativement, celle d'une ligne qui, du centre du détroit supérieur du bassin,

(1) On trouve deux observations semblables : l'une insérée dans le *Journal d'accouchements* de Morlanne, de Metz, t. 1 ; l'autre rapportée par Flamant, dans sa thèse de concours pour la chaire d'accouchements à la Faculté de médecine de Paris, 1811.

viendrait tomber entre l'anus et la pointe du coccyx. L'exagération de cette obliquité physiologique, lorsque, par une cause quelconque, elle demeure *permanente*, constitue non plus une maladie, comme l'admettent à tort, suivant nous, quelques auteurs, mais bien un vice de conformation, susceptible, il est vrai, d'engendrer certaines maladies, et qu'on peut désigner sous le nom de *rétroversion fixe* du col chirurgical.

Elle devient en effet cause prédisposante d'engorgements, d'ulcérations, et même d'adhérences cervico-vaginales plus ou moins graves, si, dans cette position anormale des parties en contact, il vient à se développer une inflammation adhésive. C'est ce qui arriva dans l'observation citée plus haut (voy. p. 104), et rapportée par Gautier, qui s'exprime ainsi :

« Le vagin était très-court, et ne présentait que 1 pouce ½ d'étendue depuis la fourchette jusqu'à l'adhérence qu'il avait contractée avec la matrice... L'adhérence de ces parties paraît avoir été déterminée par un déplacement de la matrice, survenu à la suite de violents efforts pour vomir, dans lequel l'orifice avait été porté en arrière, et le fond derrière le pubis. Il est à présumer qu'il sera survenu par la suite de l'inflammation à l'orifice de la matrice et à la paroi postérieure du vagin. » Il s'agissait, dans le cas dont vient de parler Gautier.

d'une femme enceinte, sur le point d'accoucher, à laquelle il fut obligé de pratiquer l'hystérotomie sur la paroi antérieure de l'utérus; l'enfant fut amené bien portant, et la femme se rétablit en un temps assez court (Gautier, loc. cit.).

Il est un autre vice de direction du col utérin, mais beaucoup plus rare que celui dont il vient d'être question : c'est l'*antéversion fixe* du col chirurgical.

Richter (*Biblioth. chirurg.*, t. 7) rapporte une observation de Schneider sur une rétroversion de la matrice, dont l'antéversion du museau de tanche, dans sa plus grande exagération possible, était la conséquence. «Une femme de cinquante-sept ans, mère de plusieurs enfants, n'avait pas uriné depuis sept jours. Schneider trouva que le museau de tanche était retourné en devant et fortement appliqué contre la partie supérieure de la symphyse du pubis. L'habile chirurgien repoussa avec le doigt le col de la matrice en arrière, et opéra la réduction, au moyen de laquelle la malade rendit seize pintes d'urine. On attribua cette rétroversion de l'utérus à un grand effort qu'avait fait cette femme, auquel avait succédé une douleur qui ne cessa qu'après la réduction.» Supposons qu'une inflammation adhésive fût survenue dans cette position vicieuse du col, il en résultait l'anomalie par vice de direction, que nous appelons

antéversion fixe du col chirurgical, et de plus,
puisque le col était fortement abaissé, une anomalie par vice de situation; en somme, un double
vice de conformation. Ce cas est l'analogue de
celui que nous a offert Mme L... (voir p. 73), mais
que nous placerons parmi les vices de direction
congéniaux, car c'est à cette classe qu'il semble
plutôt appartenir.

D. *Anomalies par vice de configuration.* — Dans
ce groupe, pourraient, à la rigueur, venir se ranger toutes ces modifications qui, par suite du
travail de l'accouchement, altèrent plus ou moins
profondément la figure primitive du museau de
tanche; mais la plupart d'entre elles, étant une
conséquence presque habituelle des parturitions,
doivent être considérées comme de simples variétés physiologiques, dont les exagérations excep-
tionnelles constituent seules les véritables difformités. Ainsi restreintes, ces dernières seront
nécessairement beaucoup moins nombreuses.

Rappelons d'abord, en deux mots, ce qu'on
peut regarder comme l'état normal ou physiologique du col utérin chez la femme qui a fait un
ou plusieurs enfants, l'accouchement supposé
aussi naturel que possible, c'est-à-dire s'étant accompli dans les conditions les plus favorables tant
du côté de la mère que de celui du nouveau-né.

Chez les primipares, le col chirurgical est devenu moins conique, moins long, et plus volumineux; ses deux lèvres se sont prononcées davantage; la fente qui les sépare, ou l'orifice externe, s'est agrandie et le plus fréquemment un peu déchirée à sa commissure gauche, plus rarement aux deux à la fois. Chez les multipares, presque tous ces caractères deviennent plus tranchés; les diamètres du méat utérin ont continué à s'accroître, et cependant cette ouverture est souvent de moins en moins accessible au doigt qui la cherche, ce qui tient au boursouflement progressif des deux lèvres cervico-utérines, lequel semble augmenter à proportion que le diamètre vertical diminue. Enfin, dans les cas où les accouchements se sont beaucoup multipliés, on a pu observer parfois un phénomène en quelque sorte contraire, à savoir, la réduction successive et simultanée de la base et des lèvres du col chirurgical, à tel point que l'organe tout entier s'était complétement effacé. Mais cette disposition extra-physiologique constitue dès lors un vice de conformation, c'est-à-dire une anomalie par absence ou par défaut (voy. p. 98).

Supposons maintenant, tant chez les primipares que chez les multipares, une ou plusieurs parturitions laborieuses: il pourra en résulter dans la configuration du col chirurgical des altérations assez prononcées pour qu'elles dépassent la limite des variétés physiologiques et se transforment en des difformités réelles. C'est ainsi que les deux commissures, médiocrement fendillées dans les circonstances ordinaires, n'offriront par la suite qu'un léger sillon, quelquefois à peine reconnaissable au doigt qui le touche; mais qu'elles soient, au contraire, profondément divisées: pendant la cicatrisation, les deux lèvres, boursouflées par l'inflammation traumatique, attirées par l'action du tissu inodulaire, et rapprochées l'une de l'autre, en tendant à prendre une direction verticale (1), interceptent entre elles une *étroite scissure,* au fond de laquelle le *méat utérin*, pour ainsi dire emprisonné, devient presque *inaccessible.* Voilà le *vice de configuration* constitué. Ajoutons qu'il est loin d'être rare, et qu'il oppose assez souvent aux tentatives du praticien, à la recherche d'une ulcération qu'il soupçonne, un obstacle difficile à surmonter.

De même, le pourtour de l'orifice fendillé crucialement, mais seulement à sa surface, pendant un accouchement laborieux, peut offrir après la guérison quatre mamelons sensiblement distincts, dont le doigt et surtout l'œil apprécient assez bien

---

(1) J'appellerais volontiers cet état devenu permanent boursouflement *sanniforme* du museau de tanche (*sanna,* moue).

le relief (1) ; mais que cette disposition s'exagère par l'étendue plus grande des déchirures, et il en résulte comme un *sommet de tour largement cré-nelée,* ou bien une sorte d'*entonnoir à parois divisées et mobiles,* au milieu desquelles on rencontre l'orifice utérin. J'ai trouvé précisément ce vice de configuration chez la jeune femme dont il est parlé à la page **77** (*vide supra*).

E. *Anomalies par vice de situation.* — Nous n'en avons guère que deux à mentionner ici : la première est celle qui place le col chirurgical dans une position très-voisine de la vulve, et cela d'une manière permanente, condition nécessaire, suivant nous, comme nous l'avons déjà dit (p. 106), pour qu'un vice de conformation soit définitivement constitué, et sans laquelle on n'aurait plus affaire qu'à une simple disposition morbide.

L'*abaissement anormal* du museau de tanche peut avoir pour cause l'allongement accidentel du col lui-même, dont il n'est que la conséquence, ou bien il est le résultat obligé d'un prolapsus utérin, le col de la matrice ayant été fixé dans sa nouvelle situation par une inflammation adhésive.

_____

(1) C'est, comme configuration accidentelle, l'analogue et en quelque sorte le rudiment de la difformité congé-niale observée par Dupuytren (voy. plus bas, p. 133).

« Il est des cas, dit Lisfranc (*Clin. chir.*, t. 2,
p. 131), dans lesquels le prolapsus de la matrice
est très-prononcé : cet organe est descendu fort
près de l'orifice inférieur du vagin ; il peut avoir
contracté des adhérences dans cette position, et
il peut être impossible de le refouler en haut.
Ayez soin, en introduisant le speculum, de ne
pas trop presser sur lui, dans la crainte de con-
tondre la matrice, qui n'est pas susceptible ici
de refoulement ; si vous oubliez ce précepte, vous
vous exposerez aussi à déchirer les adhérences
insolites de l'organe, d'où pourraient naître des
accidents plus ou moins graves. »

Un des exemples les plus remarquables de cet
abaissement accidentel et permanent du col utérin, c'est sans contredit le suivant :

Giraud, qui a été pendant longtemps suppléant
du chirurgien en chef de l'hôtel-Dieu de Paris,
dit avoir vu une femme « chez laquelle le col de
l'utérus avait contracté adhérence à l'entrée de la
vulve. Cet état singulier était la suite d'une descente de matrice. Un examen léger aurait pu
faire croire que c'était le vagin rétréci, attendu
que l'orifice de l'utérus était entr'ouvert et per-
mettait l'introduction du doigt. » (*Dict. des sc.
méd.*, t. 56, art. *Vagin.*)

Quoi qu'il en soit, cette anomalie est une de
celles qui deviennent pour la femme la source des

incommodités les plus insupportables et les plus nombreuses.

La seconde anomalie est précisément le contraire de la précédente, c'est l'*extrême élévation* de l'utérus, et, partant, de son col. Quoique rare, ce vice de conformation doit trouver sa place ici. Lisfranc (*Clin. chirurg.*, t. 3, p. 512) le signale en ces termes : « Dans ce déplacement, l'utérus occupe dans le bassin une position plus élevée qu'à l'état normal; il est souvent alors difficile d'atteindre le museau de tanche en pratiquant le toucher par le vagin; on n'est pas plus heureux en mettant en usage ce moyen d'investigation par la voie du rectum, quelle que soit d'ailleurs la situation qu'on fasse prendre à la malade. »

Lisfranc attribue cette position anormale de l'utérus soit au raccourcissement des ligaments utérins, produit d'une manière accidentelle par une phlegmasie siégeant dans les annexes de la matrice; soit à ce même raccourcissement, mais ayant une origine congéniale; soit enfin à la profondeur inusitée du canal pelvien. Cette situation insolite, la dernière des anomalies consécutives que nous devions ici passer en revue, et par laquelle nous terminons notre première classe, pourra donc également figurer au nombre des vices de conformation primitifs ou congéniaux, dont nous allons maintenant nous occuper.

§ II. ANOMALIES PRIMITIVES OU CONGÉNIALES.

Dans cette seconde classe des vices de conformation du col de la matrice, nous adopterons les
mêmes subdivisions que pour la première, car
les anomalies contenues dans l'une trouvent presque partout dans l'autre des difformités qui leur
correspondent.

A. *Anomalies par excès.* — Nous avons vu, en
traitant des anomalies accidentelles, que les *excès
de longueur* du col utérin se montraient assez
communément pour avoir été rencontrés par un·
grand nombre d'auteurs. Plusieurs d'entre eux
étaient sans doute congéniaux ; mais comme nous
n'avons pas trouvé le fait suffisamment établi, à
l'exception toutefois du cas bien exprimé par
Littre, où le col était primitivement deux fois plus
long que chez les autres sujets (*Dict. des sc. méd.*,
t. 4, p. 161), nous demeurons encore à cet égard
dans une certaine réserve, tout en reproduisant un
passage de Lisfranc (*Clin. chirurg.*, t. 2, p. 139),
qui ne nous semble pas lui-même beaucoup plus
explicite :

« Depuis longtemps, dit-il, les accoucheurs ont
indiqué les nombreuses différences de longueur
du col de la matrice ; il est en effet des sujets sur

lesquels il est de moitié plus long qu'à l'état ordinaire. Cette disposition, ajoute-t-il, est fort heureuse lorsqu'un cancer en exige la résection, qui est alors, toutes choses égales d'ailleurs, infiniment plus facile et moins dangereuse. »

Mais si l'excès congénial de longueur n'est point encore suffisamment constaté, il n'en est pas de même de l'*excès par duplicité* du col utérin; ici les exemples ne nous feront pas défaut.

Tantôt le *double col* est inséré sur un corps d'utérus à une seule cavité, c'est le cas le plus rare;

Tantôt les deux museaux de tanche correspondent à un utérus également double, ou, si l'on veut, bilobé ou bicorne (car l'utérus double, du moins comme le comprennent Portal et M. Vidal, de Cassis, est vraisemblablement encore à trouver); et ce second mode d'anomalie est de beaucoup le plus fréquent.

Dans la onzième année des *Bulletins de la Société anatomique*, on en trouve surtout onze cas bien déterminés. Le premier, observé par M. Daniel Lacombe, sur une femme de la Salpêtrière, offre plusieurs circonstances intéressantes à noter au point de vue de nos idées spéciales relatives au développement du col chirurgical de la matrice: ainsi non-seulement cette femme n'avait pas eu d'enfants, mais de plus, n'avait jamais été *mariée*, de telle sorte qu'elle devait présenter à l'ob-

servation deux cols d'utérus virginaux. Eh bien,
chacun de ses deux museaux de tanche se montrait au fond de son cul-de-sac vaginal respectif,
avec des lèvres *effacées*, ce qui veut dire pour
nous *non formées*, et avec un orifice utérin *arrondi* et fort étroit. Je ferai remarquer, en passant,
combien ces caractères concordent avec notre manière d'envisager le col chirurgical, aux diverses
époques de son évolution (voy. p. 41, 62, 69).

Quant aux dix autres exemples de duplicité
utérine, ils sont rapportés par M. le Dr Pigné,
et empruntés tant aux auteurs étrangers qu'aux
observateurs français ; et ce qui n'est pas indifférent à noter, c'est que, sur ces neuf cas les mieux
circonstanciés, huit offraient à l'observaion, avec
un *col double*, un vagin double ou en canon de
fusil ; un seul présentait un vagin unique, rece-
vant et embrassant un *col multiple*.

Nous pourrions, si nous voulions multiplier
nos emprunts bibliographiques, grossir la liste
des duplicités cervico-utérines ; mais nous n'y
ajouterons plus que quelques exemples, qui nous
semblent dignes d'intérêt à des titres divers : ainsi
dans l'un, cité par Borelli (cent. 2, observat. 84),
à l'utérus bifide venait s'adjoindre, outre le double vagin, une *double vulve ;* et dans l'autre, extrait de Haller (*Elem. phys.*, liv. 28, p. 51), le col
utérin *bilobé* aboutissait à un vagin *unique*, nou-

vel exemple à ajouter à celui que nous avons déjà signalé plus haut.

Enfin nous ne saurions mieux terminer notre énumération des anomalies par duplicité du col de la matrice, qu'en puisant une dernière fois à la source, sans contredit, la plus féconde en fait d'altérations anatomo-pathologiques de toutes sortes ; je viens de nommer les *Bulletins de la Société anatomique*.

Dans la seizième année de cette précieuse collection, se trouve, relatée par M. le Dr Barth, une observation de duplicité cervico-utérine, aussi précise et aussi complète dans ses principaux détails, qu'elle est riche en aperçus scientifiques dans ses accessoires, telle enfin qu'elle devait sortir d'une plume éclairée autant qu'estimable ; et ce qui ne la dépare en aucune façon, c'est le rapport dont elle est suivie, rapport où l'auteur, M. le Dr Ambroise Tardieu, fait preuve, une fois de plus, de cet esprit philosophique qui est un des traits caractéristiques de son incontestable talent. En signalant cette observation à l'attention de ceux de nos collègues qui se livreraient à ce genre de recherches, nous croyons leur rendre un service réel ; d'une lecture dont l'apparence très-restreinte ne doit être attribuée qu'à son extrême concision, il pourra découler pour eux plus d'un notable profit.

B. *Anomalies par défaut.* — 1°*Absence du col utérin.* Examinons les circonstances où le col utérin peut manquer, pour mettre en saillie celles dont il résultera véritablement une anomalie par défaut qui lui soit applicable.

Le vice de conformation qui se présente à nous tout d'abord, c'est l'absence complète de l'utérus. Mais il est évident que celle-ci n'est pas de notre objet, car là où il n'y a rien, on ne peut rencontrer quelque chose! où l'utérus manque en totalité, il est difficile de se figurer comment il serait possible de trouver un col de l'utérus. Nous devrions donc mettre immédiatement de côté les cas d'absence complète, s'ils étaient parfaitement avérés; mais il est loin d'en être ainsi, et comme le fait observer avec raison M. Vidal (de Cassis), on est d'autant plus tenté de révoquer en doute les exemples cités par les auteurs anciens, « que les recherches anatomiques modernes, faites avec plus de rigueur qu'on n'en mettait autrefois, n'ont pas encore permis de constater l'absence complète de la matrice, dont il existe toujours quelques rudiments. »

Nous sommes donc ramené forcément, comme première espèce d'anomalie par défaut, à l'*absence du col par état rudimentaire de l'utérus.* Mais ici encore, il faut supposer une condition nécessaire, c'est qu'il existe un vagin; autrement

nous aurions affaire à une absence du canal vulvo-
utérin, compliquée d'absence du col, etc. etc.
Notre première espèce doit donc être en définitive exprimée ainsi :

a. Absence du col par état rudimentaire, ou
petitesse extrême de la matrice, avec une vagin
étant lui-même plus ou moins libre et plus ou
moins développé.

En effet, à cet état rudimentaire de l'utérus, se lie
ordinairement l'imperforation du vagin, ou même
un raccourcissement plus ou moins considérable
de ce dernier organe, qui n'a parfois que 1 pouce
ou moins encore de profondeur. Le cas signalé
par Haller (*Disputationes anatomicæ*) est un de
ceux qui se rapportent le plus évidemment à cette
catégorie. Je crois qu'on peut également y faire
rentrer celui de cette femme, dont parle Lieutaud,
qui ne pouvait se livrer au coït sans douleur ; et
peut-être aussi, comme le pense M. le Dr Vidal
(de Cassis), une partie des cas d'absence supposée
de l'utérus, s'ils avaient été mieux analysés.

b. Absence du col chirurgical par arrêt de développement portant spécialement sur lui.

Telle serait pour nous la seconde espèce. C'est
à elle que se rattache le défaut absolu ou presque
absolu de saillie dont parlent les auteurs (1), ob-

---

(1) Ollivier, *Dict. de méd.*, t. 21, p. 107. — Paul Dubois,

servé sur des femmes paraissant d'ailleurs bien conformées. J'ai constaté moi-même sur Mme B..., de Corbeil, un cas analogue. C'est une femme jeune encore, assez robuste, sanguine, mariée depuis plusieurs années, sans enfants, sans grossesse, sans menstruation aucune. J'ai introduit une sonde de gomme élastique à 4 ou 5 centimètres de profondeur à travers son orifice utérin parfaitement libre, dans un utérus qui ne paraissait pas conséquemment trop rudimentaire, de telle sorte, que cette entière privation de flux cataménial, chez une femme qui n'offrait, comme difformité apparente, qu'un arrêt d'évolution du museau de tanche, et qui, pour toute incommodité, accusait seulement des maux de tête..., attend encore, pour nous du moins, son explication rationnelle. L'utérus participerait-il à la suspension de développement de son col, quoique certaines apparences semblent établir le contraire ? ou bien n'offrirait-il tout simplement qu'une de ces *ménaphanies* (comme les appelle M. le Dr Colombat de l'Isère, qui en cite plusieurs exemples dans son *Traité des maladies des femmes*, voy. tom. 1, pag. 33), dont il faut se borner à dire, avec l'auteur précité, « que l'écoulement menstruel n'a pas

---

Traité d'accouch., t. 1, p. 152. — Meckel, *Anat. gén. et descr.*, t. 3, p. 68, etc.

lieu, parce que la matrice n'a pas acquis, sous l'influence de la loi particulière d'organisation qui préside à cette fonction, une exaltation suffisante des propriétés vitales, propres à attirer le sang vers elle, à des époques périodiques ? »

c. Une troisième espèce enfin serait constituée par ce que j'ai déjà désigné sous le nom d'*absence simulée* du col utérin chirurgical (*vide supra*, p. 101), qui, étudiée plus haut dans son état accidentel, peut également se montrer congéniale.

On a vu souvent, en effet, le vagin être divisé en deux cavités : l'une, profonde, contenant le museau de tanche; l'autre, plus superficielle, en rapport avec le monde extérieur, et cette séparation se faisait au moyen d'une cloison transversale, plus ou moins rapprochée de la vulve ou de l'utérus, tantôt entière, tantôt présentant un ou deux pertuis, et quelquefois criblée de petits trous, comme cela avait lieu dans le cas observé par Hildanus (cent. 3, obs. 60).

Il est évident que, parmi les conformations anormales énoncées ci-dessus, les dernières surtout pourraient aisément faire croire à une absence du col chirurgical ; car, d'un côté, le flux menstruel, qui devient alors manifeste, quoique s'écoulant avec plus ou moins de difficulté, décèle la présence de l'utérus, et de l'autre, son col

n'est pas rencontré par le doigt qui le cherche au
fond du premier cul-de-sac vaginal, lequel, en
outre, peut avoir un de ses pertuis disposé de
telle sorte qu'on le prenne pour le méat utérin.
Dans tous les cas, cette conformation vicieuse
donne lieu à ce que nous appelons *absence simulée* du museau de tanche.

Nous pourrions rapporter ici d'assez nombreux
exemples empruntés soit à Heister lui-même, soit
aux divers auteurs qu'il cite à ce propos dans son
ouvrage (voy. Heister, *Institut. de chirurg.*, t. 2,
p. 398 et suiv.); mais nous préférons saisir cette
occasion, qui s'offre à nous, pour en faire connaître un, encore inédit, et qui nous est personnel.

Mme C..., jeune dame de vingt-deux ans, d'une
conformation générale régulière et bien proportionnée, était mariée depuis plus de quinze mois,
sans que son mari, homme robuste et fortement
constitué, fût encore parvenu à accomplir ses devoirs d'époux dans toute leur plénitude et dans
toute leur étendue; d'ailleurs plus il s'évertuait à
surmonter l'obstacle qui persistait à s'y opposer,
et plus la fonction sexuelle devenait pour sa femme
un sujet de souffrances presque journalières. L'art
dut intervenir.

A l'examen des parties, nous trouvâmes, à 4 ou
5 centimètres environ de profondeur, le vagin

terminé en cul-de-sac, sans aucune apparence de col utérin ; mais en exerçant le toucher par le rectum, nous pûmes parfaitement le reconnaître situé en arrière de la cloison transversale, qui sé- parait le vagin en deux loges. Cette cloison of- frait sur le côté deux pertuis par lesquels fluait, non sans quelque difficulté et non sans d'assez vives coliques utérines, l'exhalation menstruelle. Par l'un d'eux, nous introduisîmes le bec d'une sonde de femme, et nous eûmes bientôt acquis la certitude qu'il cheminait assez facilement dans l'arrière-cavité du vagin lorsque nous lui im- primions des mouvements de circumduction. De plus, on pouvait sentir l'instrument d'une ma- nière très-distincte, à travers la cloison recto- vaginale, à l'aide du doigt introduit dans le rec- tum ; mais on ne parvenait plus à s'en approcher au moyen du même procédé lorsqu'il était porté dans la cavité de la vessie. Du reste, les urines s'écoulaient seulement par l'ouverture du méat urinaire, placé dans le vagin antérieur, mais as- sez profondément, refoulé qu'il était par les ef- forts réitérés de l'agression pénienne.

En résumé, à part la cloison intra-vaginale, tout était dans l'état normal tant du côté de la vessie que de celui du rectum ; avec de la circonspec- tion, l'opération pouvait ·donc être facilement pratiquée sans s'exposer à intéresser l'un ou l'autre de ces deux organes. Nous y procédâmes immédiatement, et nous détruisîmes, à l'aide d'une incision cruciale, cette cloison inopportune, qui cria sous le scalpel, à l'instar d'un tissu cartilagineux. Elle avait au moins 5 millimètres d'épaisseur, ce qui put être également constaté par l'un de nos praticiens les plus habiles et les plus distingués de la capitale, M. le Dr Pinel-Grandchamp, qui voulut bien, dans cette occasion, et comme toujours, avec sa bienveillance habituelle, nous prêter son assistance. Dans le courant de la même année, Mme C... accouchait, sans difficulté aucune, de son premier enfant, événement d'autant plus heureux pour elle, qu'il avait été plus longtemps inespéré.

2° *Absence du méat utérin.* Morgagni et Littre ont constaté, par l'ouverture des cadavres, que l'orifice de la matrice était imperforé chez des femmes qui avaient été stériles (Dict. en 60 vol., art. *Stérilité*). Il en existe d'ailleurs un certain nombre d'exemples bien avérés ; je me contenterai de rapporter le suivant, inséré par le Dr Lechevallier, de la Ferté-Milon, dans le *Journal de médecine* de Corvisart, Boyer et Leroux, t. 18.

« Une femme mariée à trente-six ans n'avait jamais été réglée, et n'en avait point éprouvé d'accidents graves. Pendant les premières années de son mariage, elle éprouva de temps à autre

de violentes coliques utérines, auxquelles on re-
médiait par la saignée. Appelé près d'elle à cause
de douleurs insupportables de ce genre, M. Lechevallier trouva, à la partie moyenne de l'hypo-
gastre, une tumeur considérable, dure, sans fluc-
tuation, sensible, mais sans douleur au toucher ;
l'excrétion des urines n'avait souffert aucun dé-
rangement. Il jugea que cette douleur dépendait
de la rétention du sang dans la cavité de l'utérus,
dont l'orifice était exactement fermé ; il conçut
alors la nécessité d'inciser le col de ce viscère, ce
qu'il exécuta au moyen d'un bistouri long, garni
de linge, qu'il porta jusqu'à la rainure du museau
de tanche, où il incisa transversalement cette
partie. Il en sortit de suite une assez grande quantité de sang fluide et sans mauvaise odeur. On
maintint les bords de la plaie écartés au moyen
d'un tampon, et la femme guérit en assez peu de
temps ; l'embonpoint et la santé revinrent, mais
les règles ne reparurent pas. Au bout de six ans,
les mêmes accidents se renouvelèrent, et on re-
courut au même procédé, qui eut le même succès,
et qui, cette fois, donna lieu à une menstruation
régulière. Elle n'eut pas d'enfants. »

B'. *Anomalies par vice de proportion.* — Elles
doivent venir se ranger à la suite et tout près
des anomalies par défaut, dont elles ne sont

qu'un degré moins prononcé : telle est, par exemple, l'*occlusion incomplète du méat utérin.* « Chez quelques femmes, dit M. P. Dubois (ouvr. cit., t. 1, p. 152), l'orifice externe de l'utérus n'est qu'un pertuis très-étroit, arrondi, et dans lequel on ne peut introduire qu'un stylet très-menu. » Voici le fait énoncé d'une manière générale, citons maintenant quelques exemples.

Ruysch (*Thesaur.*, 6, n° 85, p. 45) conservait parmi ses préparations anatomiques une difformité de cette espèce : c'était un utérus dont l'orifice se montrait si étroit, qu'on n'aurait pu y introduire que la tête d'une épingle.

« Littre a connu une femme qui, pendant dix-neuf ans qu'elle fut mariée, n'avait pas eu d'enfants, à cause d'un vice de conformation des parties génitales qui ne fut reconnu qu'à sa mort, arrivée à cinquante ans. L'orifice de la matrice était bouché par un prolongement de la membrane interne du vagin ; cette membrane était percée de deux petits trous d'un quart de ligne de diamètre, et c'était par là que passaient les menstrues, qui coulaient avec peine, et faisaient beaucoup souffrir cette femme, dont, à cette époque, le ventre se gonflait. » (*Mémoires de l'Académie des sciences,* année 1704.)

Disons enfin que c'est encore aux anomalies par vice de proportion que se rattachent, d'une part, le cas cité par Portal dans son *Anatomie pathologique,* relatif à deux dames chez lesquelles l'utérus était aussi petit que celui de deux jeunes filles de neuf à dix ans, les parties externes de la génération n'ayant, de même, pas plus de développement que dans l'enfance ;

Et d'autre part, celui rapporté par le Dr Pauly, d'une jeune fille de seize ans, non réglée, sujette, depuis l'âge de neuf ans, à des attaques d'hystérie, chez laquelle il dit avoir trouvé un utérus de la grosseur d'une noisette, et dont le col n'avait pas 3 lignes de diamètre.

C. *Anomalies par vice de direction.* —« Les vices de conformation de l'utérus qui intéressent sa direction, sa forme ou sa situation, sont rarement primitifs, dit Meckel (*Manuel d'anatomie génér. et descript.,* tom. 3, p. 686); cependant la matrice est quelquefois *primitivement oblique,* état qu'on confond ordinairement avec son obliquité acquise. » Nous nous sommes aperçu nous-même, et non sans un surcroît de peines et de recherches, de cette rareté des faits congéniaux, eu égard aux trois derniers groupes qu'il nous reste à constituer; néanmoins elle ne sera pas telle que nous ne puissions compléter et remplir le cadre que nous nous sommes tracé. Ainsi, en ce qui touche d'abord l'anomalie par vice de direction :

Tantôt le col est fortement incliné en avant (*antéversion congéniale*) et demeure fixé dans cette position primitive ; c'est le cas le plus rare. Nous n'en pouvons fournir un exemple plus frappant que celui dont nous avons reproduit les caractères, après avoir eu l'avantage de le rencontrer et de l'étudier nous-même (voy. p. 73, l'observation de Mme L...). Nous ferons seulement remarquer que la difformité ici, comme dans le cas de Schneider, cité p. 107, est double et constitue tout à la fois un vice de situation et de direction.

Tantôt c'est en arrière que le col de la matrice est dévié (*rétroversion congéniale* du col utérin).

Vallisnieri cite l'observation d'une femme chez laquelle on trouva deux matrices; l'orifice de l'une communiquait avec le vagin, et l'autre s'ouvrait dans l'intestin rectum (*Dict. des sciences méd.*, t. 31, p. 92). Il y avait donc, pour ce dernier, vice de direction, et de plus *vice par erreur de lieu*; car cette subdivision pouvait être admise dans mon cadre, et si nous ne l'avons pas introduite régulièrement dans notre classification, c'est que, le plus souvent, dans les cas de ce genre, il y a en même temps oblitération du vagin, et que la déviation du col avec erreur de lieu n'en est plus qu'une conséquence nécessaire. Néanmoins, pour laisser dans cette étude des anomalies du col uté-

rin le moins de lacunes possible, je donnerai place
ici à quelques-uns des exemples de ces difformités par erreur de lieu, que l'on trouve consignés dans les auteurs.

Barbaut (*Cours d'accouchements*, t. 2, p. 59)
cite celui d'une jeune fille « qui présentait cette déviation anormale de la matrice, n'ayant pas à l'extérieur le moindre vestige d'ouverture au-dessous du
méat urinaire ; cependant elle devint grosse. Devi-
gne et Vermond père furent appelés au temps de
l'accouchement, qui se termina par l'anus, après
qu'on eut fait une incision sur le devant pour le
faciliter. »

Marc rapporte le fait suivant : « Une jeune
Piémontaise, qui avait épousé un caporal français, est conduite, pendant les douleurs de la
parturition, à l'hôpital d'accouchements de Turin.
La sage-femme en chef explore ; elle ne trouve pas
de vagin, mais elle reconnaît une tumeur volu-
mineuse à l'endroit correspondant à l'orifice de
celui-ci. L'accoucheuse a recours à l'élève de
garde, qui, étant aussi embarrassée qu'elle, fait
appeler le professeur Rossi ; celui-ci croit distinguer la tête de l'enfant à travers la tumeur, qu'il
incise, et l'accouchement a lieu. Il s'agissait maintenant de savoir comment la conception avait pu
s'effectuer, et il résulta, des aveux de la femme,
que son mari, n'ayant pas trouvé ce qu'il dési-

rait, avait suivi une route opposée. L'éclaircisse-
sement fut complet, lorsqu'on eut constaté qu'il
existait une communication congéniale et directe
entre le rectum, le vagin et le col de la matrice. »
(*Dict. des sciences méd.*, art. *Imperforation.*)

Notons ici que ces sortes de vices de conformation ne sont pas rares, puisqu'on en trouve des
exemples dans un assez grand nombre d'autres
publications, telles que le *Journal des savants,*
1777 ; la *Bibliothèque chirurgicale* de Richter ; les
Mémoires de Berlin, 1774 ; les *Annales de médecine* de Montpellier, 1804, etc. Nous nous conten-
tons d'en indiquer les sources, sans y insister davantage ; seulement nous ne pouvons entièrement
passer sous silence un de ceux qui ont eu, dans
le siècle dernier, le plus de retentissement.

Tout le monde savant connaît l'observation
analogue, racontée par Louis dans la thèse qu'il
publia en 1754, et qui devint pour lui l'occasion de
la plus sévère censure. Dans sa narration, le célèbre chirurgien, sans doute en veine de style, s'é-
tait complu a répandre çà et là quelques douces
fleurs de rhétorique ; mais elles furent trouvées
au contraire par la Sorbonne tellement épineuses,
de même que certaine question adressée en même
temps par l'auteur aux casuistes, que Louis fut
censuré, interdit, et la brochure réduite à l'inco-
gnito. Ce fut pour peu de temps, il est vrai ; car

le pape lui-même leva l'interdiction, « se montrant. ainsi plus philosophe que la Sorbonne et le Parlement. »

De nos jours, où le progrès s'annonce et se proclame de toutes parts, où le besoin d'améliorations sociales se fait partout sentir, nous arriverons sans doute, au moins l'espérons-nous et le souhaitons-nous de tout notre cœur, à placer la vertu plutôt dans les actes que dans les paroles, et dès lors toute pensée vraiment utile, à part sa forme, sera toujours favorablement accueillie. Qui ne sait que le purisme du langage ne fut et n'est souvent qu'un voile jeté sur la dépravation des mœurs !

Quoi qu'il en soit, comme nous ne sommes point encore parvenus, que je sache, à ce point de perfection morale, qui pourra nous permettre un jour d'appeler, sans arrière-pensée, chaque chose par son nom, nous nous bornons, pour le présent, à indiquer ici, sans la transcrire, l'observation de Louis, qu'on trouvera d'ailleurs dans son mémoire ayant pour titre : *de Partium externarum generationi inservientium in mulieribus, naturali vitiosa et morbosa dispositione*, etc. (*Theses anatomiæ*, 1754).

D. *Anomalies par vice de configuration:* — Si nous recherchons ce genre d'anomalies du col de la matrice sur des utérus demeurés, quant au reste, à l'état normal, nous en trouverons peu d'exemples; néanmoins il en est un signalé par Lisfranc dont nous allons faire notre profit, c'est l'*extrême conicité du museau de tanche*. Voici ce qu'en dit le célèbre praticien, dans sa *Clinique chirurgicale,* t. 2, p. 139 :

« Assez souvent le col de l'utérus est excessivement conique; son sommet offre à peine le diamètre de 2 millimètres ½, 1 *ligne environ;* il est percé à son centre d'une petite ouverture qu'on dirait avoir été pratiquée avec une vrille très-fine. Cette disposition, que j'ai le premier indiquée, rend la conception difficile ou même impossible. Sur le grand nombre de personnes que j'ai touchées ou examinées avec le speculum, j'ai reconnu que cette forme du col utérin rendait les femmes stériles 19 fois sur 20, et j'ai toujours appris, en les interrogeant, que celles qui avaient été assez heureuses pour devenir enceintes n'avaient fait ordinairement qu'un enfant et très-rarement deux. » J'avoue que cette dernière circonstance m'étonne; car le premier accouchement devait, ce me semble, avoir détruit en partie l'extrême conicité du col chirurgical.

Mais ce sont les duplicités de l'utérus qui offrent surtout à l'observation les vices congéniaux de configuration du museau de tanche; il est bien entendu que je ne veux pas parler ici de ces cols de matrice doubles, se rendant chacun isolément dans un vagin séparé, mais bien de ceux qui, *plus ou moins lobés,* aboutissent à un seul et même canal vulvo-utérin. Citons quelques exemples.

Morand (*Hist. de l'Acad. des sc.,* p. 86 ; 1743) décrit un col utérin double se présentant au fond d'un seul vagin.

Haller (*Element. phys.,* liv. 28, p. 51) rapporte également un exemple de col de matrice *bilobé,* embrassé par un seul conduit vaginal.

Dupuytren a donné la description d'un cas encore plus remarquable : c'était un museau de tanche *quadrilobé,* appartenant à un utérus bifide, et faisant saillie au fond d'un vagin unique.

Voici un extrait de cette dernière observation : « Une femme âgée de trente-huit ans mourut à l'hospice Beaujon, et fut apportée dans son amphithéâtre. L'appareil sexuel, bien conformé quant aux parties extérieures de la génération, offrit à l'intérieur les particularités suivantes : au fond du canal vulvo-utérin, se voyait un museau de tanche qui, au lieu d'être divisé en deux lèvres et fendu transversalement, était formé de quatre tubercules séparés par deux fentes, l'une transversale, et l'autre perpendiculaire à celle-ci. Le doigt, insinué dans leur intervalle, les écartait facilement, mais rencontrait bientôt, sur la ligne médiane, un obstacle qui le forçait à se porter sur ses côtés, où il rencontrait une ouverture à droite comme à gauche. Le col de la matrice, simple inférieurement, dit l'auteur de l'observation, quoique quadrifide, se séparait supérieurement en deux parties divergentes qui correspondaient aux deux moitiés d'un utérus bilobé, etc. etc. On conserve cette pièce dans les cabinets des collections anatomiques de la Faculté de médecine de Paris. »

E. *Anomalies par vice de situation.* — En traitant des anomalies accidentelles, nous avons vu que *l'extrême élévation* du museau de tanche pouvait être congéniale, et que, dans ce dernier cas, Lisfranc l'attribuait soit à la profondeur inusitée du canal pelvien, soit au raccourcissement inné des ligaments de l'utérus : cette considération rétrospective nous suffit, pour que le fait se trouve ici actuellement établi dans sa véritable place. Ajoutons seulement qu'il serait à souhaiter que, bien reconnue sur une femme en état de vacuité, cette situation anormale pût être étudiée et suivie pas à pas, lorsqu'il surviendrait chez elle une grossesse, ainsi qu'au moment où s'effectuerait le travail de la parturition. Peut-être serait-on amené, par suite de cette étude, à ranger cet excès d'*élévation fixe* au nombre des causes de dystocie.

J'en dirai autant, d'ailleurs, de la disposition opposée, c'est-à-dire l'*abaissement fixe* du col utérin, mais avec cette différence, que la première faisait obstacle à la descente du col, partant, au raccourcissemement du vagin lors de l'accouchechement, et le second, au contraire, à son élévation vers le quatrième mois de la grossesse. Cet abaissement fixe dépend, le plus ordinairement, de la brièveté native du vagin. En effet, Baillie (*Anat. path.*) dit avoir vu ce canal n'offrir que la moitié de sa longueur naturelle, et plusieurs auteurs énoncent le même fait d'une manière générale (1); mais, comme confirmation pratique, on ne trouve guère à citer d'exemples individuels et saillants : aussi l'observation curieuse de Mme L..., que j'ai rapportée à la p. 73, tire-t-elle de cette pénurie de faits particuliers une valeur réelle, et je la signale de nouveau à l'attention des oberteurs. Je rappellerai seulement qu'elle réunit deux genres de vices de conformation, l'un relatif à la direction, l'autre à la situation ; sa cause, d'ailleurs, paraît être également une brièveté congé-

---

(1) Meckel, *Manuel d'anat. gén. et descr.*, t. 3, p. 688. — Paul Dubois, *Traité d'accouch.*, t. 1, p. 191.

niale du vagin, mais plus prononcée à la paroi antérieure, et c'est à cette seconde circonstance que le vice de direction me semble devoir être attribué.

Ce dernier groupe d'aberrations par vice de situation termine la classe des difformités congéniales, laquelle, réunie à la classe précédente, constitue l'ensemble des anomalies altérant la *conformation générale* du col de l'utérus.

Nous avons dit, en débutant dans cet aperçu tératologique, que, les anomalies du col de la matrice s'adressant surtout à sa conformation générale et fort peu à sa structure intime, cette dernière devrait à peine, sous ce rapport, figurer dans notre étude, attendu que la matière même d'un semblable travail nous ferait presque entièrement défaut. En effet, dans le cours de nos recherches, nous n'avons guère trouvé que deux ou trois altérations organiques qu'on puisse considérer comme des anomalies de structure du col utérin : c'est son état cartilagineux, son ossification, et même sa pétrification, altérations auxquelles participe d'ailleurs le plus souvent le corps de l'utérus lui-même.

Peut-être cette singulière dégénérescence devrait-elle, à la rigueur, être regardée comme une maladie, et rentrer à ce titre dans le domaine de la pathologie du col de l'utérus. Quoi qu'il en soit, il nous semble qu'elle ne sera pas déplacée à la suite de notre essai tératologique, et nous allons en faire l'objet d'un petit article à part, qui, rattaché sous forme d'appendice au sujet principal, deviendra comme le complément de l'étude des anomalies cervico-utérines.

APPENDICE.

Anomalies du col utérin altérant sa structure. — Nous pensons qu'elles doivent être presque toujours acquises et rarement congéniales; nous allions dire jamais congéniales, mais nous ne tranchons pas la question d'une manière trop absolue, pour demeurer dans les limites du possible. En cela, d'ailleurs, nous n'émettons qu'une vue de l'esprit, car les faits ne sont pas encore assez nombreux et assez bien observés pour nous permettre d'asseoir une opinion suffisamment fondée.

Les anomalies de structure dont nous voulons parler ici comprennent trois espèces voisines les unes des autres, en quelque sorte, trois degrés de la même altération; nous les avons déjà nommées ci-dessus. Ce sont la transformation cartilagineuse, l'ossification, et la pétrification du col de la matrice.

1° *État cartilagineux.* Avant d'aller plus loin,

prévenons tout d'abord que, dans la plupart des
cas de transformations que nous allons mentionner, la totalité de l'utérus était envahie par le
tissu anormal ; par conséquent, ce qui sera dit
de la matrice en général s'appliquera rigoureusement à son col en particulier. Ceci posé, reve-
nons à la dégénérescence cartilagineuse.

Lieutaud (*Hist. anat. med.*, obs. 1430) dit
avoir trouvé les parois de l'organe utérin dur-
cies comme un cartilage. Ambroise Paré, Riolan,
et beaucoup plus récemment Portal, ont également rencontré des utérus entièrement cartilagineux. Enfin Stoll (*Médecine prat.*) spécifie davantage : dans l'exemple qu'il cite, la partie qu'il
désigne comme ayant la dureté cartilagineuse,
c'est précisément l'orifice de la matrice. Faisons
remarquer en passant toute la gravité d'une
pareille conformation, si, par hasard, le reste
de l'appareil utérin, non encore atteint par la
dégénérescence, demeurait apte à concevoir, et
s'il venait à s'ensuivre une grossesse avancée ;
disons, en outre, avec Murat, que si ces conformations vicieuses ne paraissent pas plus fréquentes, c'est qu'elles ont été souvent méconnues,
et qu'on les a prises pour des squirrhes du col de
l'utérus.

2° *Ossification.* Il en existe plusieurs exemples
dont l'authenticité semble bien établie. Laffitte

ouvrit, en 1750, le cadavre d'une femme âgée de soixante ans, dont l'utérus offrait une surface raboteuse et une substance entièrement ossifiée. Le professeur Lallement, chirurgien en chef de la Salpêtrière, a trouvé une matrice dans un semblable état d'ossification. Enfin on lit, dans le *Journal de médecine*, t. 2, p. 336, l'observation d'une religieuse âgée de soixante-cinq ans, dont la matrice ossifiée pesait 8 livres ½ ; sa cavité était complétement oblitérée ; sa surface externe, lisse et polie, ressemblait à celle des os du crâne ; percutée, elle rendait le même son.

3° *Pétrification*. Cette transformation d'un tissu organisé en une substance inerte, qui laisse bien loin derrière elle les concrétions pulmonaires et autres productions analogues, est celle qui doit nous causer le plus de surprise, et cependant on en connaît plusieurs exemples qui paraissent bien avérés. Ainsi Verdier conservait dans son cabinet anatomique une matrice ossifiée, dont la cavité était remplie d'incrustations pierreuses qui ressemblaient à des stalactites ; mais le fait suivant, par lequel nous allons terminer notre appendice, devra sembler plus étonnant encore : « Une femme de quarante ans était sujette à de violents accès hystériques ; ils finirent en même temps qu'elle sentit une tumeur dure et indolente dans l'abdomen, au-dessus des os pubis. Les règles cessèrent ;

des hémorrhoïdes, dont quelques-unes fluaient,
y suppléèrent. Cette femme en fut tourmentée
pendant vingt ans ; elle mourut de consomption.
On trouva, à l'ouverture de son corps, la matrice
d'un volume prodigieux et pétrifiée, à tel point
que ce ne fut qu'à coups de marteau qu'on put
parvenir à la briser.» (Mayr, *Commentaires de
Nuremberg*, juillet 1731.)

Telles sont, en quelques mots, les principales
anomalies que peut nous offrir la structure du col
de la matrice. Maintenant nous allons, passant
de l'aberration insolite à l'organisation normale,
étudier à leur tour les divers éléments qui la constituent.

SECTION V.

Structure du col de la matrice.

Dans la structure du col de la matrice, il entre, comme élément accessoire, une membrane
séreuse fournie par le péritoine, et comme élément essentiel, un tissu propre, auquel viennent
s'adjoindre une membrane muqueuse, un appareil glanduleux ou folliculaire, enfin des vaisseaux et des nerfs.

Procédons à l'examen de ces différentes parties dans l'ordre suivant lequel elles viennent
d'être énoncées.

§ I. Membrane séreuse.

La membrane séreuse, dite tunique externe, quoiqu'elle soit renfermée dans la cavité du ventre, et sans aucun rapport avec le monde extérieur, n'est qu'une expansion, un prolongement de la grande séreuse abdominale; d'ailleurs elle ne fournit elle-même au col utérin qu'un revêtement incomplet.

C'est ainsi qu'*en avant*, après avoir tapissé à peine le tiers supérieur du col anatomique (chez les nullipares, car elle en recouvre moins encore chez les femmes qui ont fait des enfants; voy. pag. 49), arrêtée dans sa marche par l'adhérence vésico-utérine, elle passe de l'utérus sur la vessie, formant ce qu'on appelle le *cul-de-sac péritonéal antérieur* ou *vésico-utérin*, qui est éloigné du cul-de-sac vaginal correspondant, pris au voisinage de son insertion cervico-utérine, de 2 centimètres environ (voy. le tableau, p. 200, et les déductions qui le suivent).

MM. les Drs Civatte, de Sisteron (thèse inaugurale), et Colombat, de l'Isère (*Traité des maladies des femmes*, t. 1, p. 77), ne donnent que 7 lignes d'étendue à l'intervalle qui sépare le cul-de-sac péritonéal vésico-utérin de l'extrémité libre du museau de tanche; c'est possible, car les

divers appareils génito-urinaires que nous avons
examinés nous ont assez souvent offert, à cet
égard, des quantités variables. Néanmoins la mesure de 7 lignes nous paraît trop réduite, et
d'ailleurs l'extrémité libre du museau de tanche
est un point de repère assez peu fidèle, puisque
le col chirurgical est sujet, comme on le sait, à
de très-notables variations de longueur. Nous
préférons donc choisir, comme étant une limite
plus stable, la partie inférieure de l'insertion vagino-utérine.

Il est un second point sur lequel nous différons
d'opinion avec les auteurs que nous venons de
citer. Ainsi, pour nous, le bas-fond de la vessie
répond principalement à la partie sus-vaginale
du col anatomique, et la base du trigone vésical
se trouve, non au-dessus de l'insertion vagino-
utérine, comme le dit M. Civatte, mais bien au-
dessous d'elle, c'est-à-dire au niveau de l'extrémité libre du col utérin chirurgical; de telle
sorte qu'en supposant, par la pensée, une lame
de bistouri appliquée horizontalement contre le
méat utérin dans une direction antéro-posté-
rieure, et sa pointe tournée en avant, si l'on
poussait sur cette pointe, elle viendrait saillir
dans la vessie précisément entre les orifices des
deux uretères; et nous sommes d'autant mieux
affermi dans notre opinion à cet égard qu'elle

est entièrement conforme à celle de M. le professeur Paul Dubois (voy. *Traité de l'art des acc.,* t. 1, p. 193, fig. 70).

Sur les côtés, la membrane séreuse s'abaisse davantage, gagnant l'insertion utéro-vaginale, au niveau de laquelle elle constitue la portion inférieure du ligament large (1).

Mais c'est *en arrière* qu'elle envoie le prolongement le plus considérable. En effet, non-seulement elle tapisse toute la face postérieure de la portion sus-vaginale du col anatomique, mais en outre, elle descend assez fréquemment au-dessous de cet organe, pour doubler l'extrémité supérieure du vagin à sa paroi postérieure, bien entendu, et cela dans un espace de 3 à 4 cent. à partir de l'extrémité supérieure de l'insertion vagino-utérine; puis, de son point le plus abaissé, se réfléchissant de bas en haut pour aller recouvrir la face antérieure du rectum, elle forme en arrière de l'utérus, comme elle l'avait fait en avant, un second cul-de-sac péritonéal, qu'on désigne sous le nom de *cul-de-sac recto-utérin.*

Comparés l'un à l'autre, et dans leur rapport avec le cul-de-sac vaginal, ces deux appendices de la cavité péritonéale présentent une disposition

---

(1) Voy. P. Dubois, ouvr. cité, p. 133. La figure 57 permet de bien constater cette disposition.

inverse : en effet, si l'antérieur, dans son point le plus déclive, reste élevé de 2 centimètres environ au-dessus du sillon vagino-utérin, le postérieur prolonge au-dessous de ce dernier, à peu près d'une égale quantité, son extrémité terminale (1).

D'où il résulte que, si le cul-de-sac vésico-utérin demeure complétement hors la portée du doigt, le cul-de-sac utéro-rectal est, au contraire, parfaitement accessible à son toucher ; qu'il peut y reconnaître, par exemple, certaines bosselures décelant la présence d'anses intestinales qui s'y sont engagées ; que la véritable nature de ces tumeurs doit être bien connue du chirurgien pour le préserver de quelque grave erreur chirurgicale ; en un mot, qu'il doit user d'une grande circonspection, s'il se trouve appelé à porter, sur la paroi postérieure et supérieure du vagin, un instrument vulnérant quelconque.

Ce cul-de-sac péritonéal postérieur doit donc être pris en grande considération, à cause du nombre et de l'importance des conséquences pratiques qui s'y rattachent ; nous aurons occasion d'en si-

---

(1) Dans toute cette description de la séreuse cervico-utérine, nous avons tâché d'apporter le plus de clarté et de précision possible, ayant cru, à tort peut-être, qu'à cet égard il restait encore quelque chose à faire.

gnaler encore quelques-unes, avant de terminer ce qui est relatif à la tunique séreuse du col utérin.

Des deux faces de cette tunique séreuse, l'une, abdominale ou libre, est lisse, humide, et peut, jusqu'à un certain point, atténuer l'effet des frottements pendant les mouvements imprimés à l'organe sexuel. La face opposée, ou utéro-vaginale, qui, au-dessus du col, c'est-à-dire sur le corps utérin, est très-adhérente, n'offre plus, lorsqu'on l'examine sur le premier, des connexions aussi intimes : là, au contraire, son union n'a plus lieu qu'à l'aide d'un tissu cellulaire beaucoup plus lâche et très-extensible (1), de telle sorte que, dans une opération qui aurait pour but l'excision de la portion vaginale et intravaginale du col anatomique de l'utérus, cette disposition pourrait devenir une sauvegarde contre la pénétration dans la cavité abdominale.

D'autre part, si, de cette laxité très-grande du tissu cellulaire sous-séreux, nous rapprochons cette autre particularité non moins importante, à savoir, la solidité et la force de résistance très-remarquable offerte dans cette région par la membrane séreuse elle-même (2) ; nous concevrons

---

(1) Cruveilhier, *Traité d'anatomie*, t. 3, p. 667.

(2) Paul Dubois, loc. cit., p. 164.

facilement que dans certains accouchements laborieux, une rupture assez étendue du col utérin puisse se produire, sans que sa tunique externe y participe, et sans que la cavité abdominale soit entr'ouverte (1).

Enfin si, ne perdant pas de vue les considérations de structure que nous venons d'énoncer, nous rappelons en même temps la disposition si différente des deux culs-de-sac péritonéaux, par rapport au col de la matrice, pour faire une dernière application pratique à la pathologie de cet organe, et spécialement à son cancer ainsi qu'à sa marche envahissante ; nous serons surtout frappé de l'imminence de transmission morbide qui en résulte, bien autrement grande pour la vessie que pour le rectum.

Le bas-fond de la première, en effet, est immédiatement appliqué sur le tissu du col utérin lui-même, sans l'interposition d'aucune membrane isolante; tandis que le second en est séparé par un double revêtement séreux, interceptant, en outre, entre ses deux feuillets, une cavité séreuse intermédiaire. Or, on sait, en pathologie, quelle peut être l'influence d'une barrière de cette na-

---

(1) Cazeaux, *Traité d'accouch.*, Ruptures de l'utérus, p. 684.

ture opposée à la transmission d'un produit morbide (1), et c'est précisément ce que les faits pratiques viennent confirmer : la vessie urinaire est
bien plus fréquemment envahie que l'organe de
la défécation (2).

§ II. Tissu propre du col utérin.

Son aspect et sa consistance l'ont fait assimiler
le plus souvent, dès le principe, à du tissu fibreux ;
puis on en vint à admettre que , sous l'influence
de la conception et de la grossesse , ce tissu
fibreux subissait une véritable transformation
qui le faisait passer momentanément à l'état musculaire (3).

De nos jours enfin, et tout récemment, des observateurs, se fondant, d'une part , sur ce que
l'analyse chimique a démontré à M. Caventou que
le tissu propre de l'utérus est complétement fibri-
neux et dépourvu de gélatine, à toutes les phases
de la vie, et, d'autre part, que, même dans l'état
de vacuité, il est contractile , qualité essentielle,
appartenant exclusivement, dans l'économie ani-

---

(1) Cruveilhier, cours d'anatomie pathol , 1847.

(2) Ibid., *Traité d'anat.*, t. 3, p. 659.

(3) Meckel, *Manuel d'anatomie générale et descriptive,*
t. 3, p. 607.

male, au tissu musculaire, ils ont cru pouvoir en conclure que telle était en effet la nature constante du parenchyme utérin.

Pour mon compte, et en ce qui touche particulièrement le museau de tanche, lorsque, venant à l'inciser parallèlement à son diamètre vertical, il m'est arrivé de soumettre la surface divisée à un examen attentif, soit à la loupe, soit même à l'œil nu, j'ai toujours cru y reconnaître la disposition suivante :

La coque la plus extérieure du mamelon utérin m'a paru, dans une épaisseur de 4 à 5 millimètres, constituée par une couche de tissu érectile, analogue à celle qui est contenue dans la paroi du vagin. En effet, cette couche érectile de la paroi vaginale, ainsi que nous l'avons déjà dit (p. 54), arrivée à la base de l'insertion vagino-utérine, s'élargit pour s'appliquer à la racine du museau de tanche, et s'épanouit sur sa surface libre, de telle sorte qu'elle forme sa zone la plus superficielle ; de même que la portion spongieuse de l'urèthre chez l'homme produit par son épanouissement, mais d'une manière beaucoup plus complète, la presque totalité du gland pénien.

Cette analogie de structure, entre deux organes chez lesquels il devra s'établir une si grande intimité de rapports fonctionnels, me semble un fait primordial aussi logique qu'il est intéressant à être définitivement consacré dans la science par des recherches microscopiques suffisantes (1).

Pour moi , ce ne serait donc qu'au-dessous de cette première enveloppe corticale que se rencontrerait surtout l'élément musculaire du col utérin (2).

---

(1) On sait que lors de l'accouchement, au moment de la plus grande dilatation du col utérin, souvent son bord libre s'œdématie d'une manière assez notable. Cette suffusion accidentelle, et qui disparaît si promptement après le passage de la tête du fœtus, se comprendrait infiniment mieux ayant pour siége un tissu spongieux érectile et aréolaire, que s'il faut la considérer comme occupant les interstices de fibres musculaires atteignant alors leur maximum de distension et d'aplatissement.

(2) Ce qui me confirme dans l'idée qu'une telle disposition doit réellement exister, c'est l'opinion, exprimée par plusieurs auteurs fort recommandables, qui conteste la présence de fibres musculaires *nombreuses* dans le museau de tanche : «Burns dit, en effet, que les lèvres de l'utérus *ont peu de fibres musculaires, si toutefois elles en ont.* Haller également a parlé de la *rareté* des fibres musculaires vers la *partie inférieure* du col.» (Citations empruntées à l'ouvrage de M. le professeur Négrier; voyez p. 28.) M. Négrier lui-même incline fortement à partager cette manière de voir. Or, s'il y a peu de fibres musculaires, il faut bien que quelque autre tissu en tienne la place! Peut-on alors, dans un organe tel que le museau de tanche, admettre quelque chose de plus rationnel qu'un tissu érectile, y remplissant le même rôle que celui qui se

Mais sous quel aspect se présente ce dernier, pendant l'état de vacuité? Ce sont, disent les auteurs qui en ont donné la description la plus récente, des filaments, d'apparence plutôt fibreuse que musculaire, courts, très-rapprochés, diversement entrelacés, et offrant, sous ce rapport, une sorte de feutrage inextricable (1). J'ai cru, de mon côté, en apercevoir à la loupe un certain nombre, repliés plusieurs fois en zigzag. Si cette disposition devait être trouvée prédominante, leur déplissement ultérieur, pendant la dilatation du col, serait plus facile à comprendre.

Quoi qu'il en soit, d'ailleurs, de l'intrication primitive de ce tissu en quelque sorte rudimentaire, après la conception, son évolution complète s'effectue; sous l'influence d'un afflux de sang plus considérable, tous ces filaments blanchâtres, condensés, repliés, se colorent, se séparent, se dédoublent, et s'allongent, se transformant ainsi peu à peu en un appareil fasciculé.

Dès lors, à la place de ce parenchyme utérin, d'une nature naguère toujours un peu équivoque,

---

rencontre, chez l'homme, dans le corps caverneux, l'urèthre et le gland; et chez la femme, dans la paroi vaginale elle-même, le clitoris, et même le mamelon, suivant quelques auteurs?

(1) P. Dubois, loc. cit., t. 1, p. 166.

apparaît un tissu musculaire évident, dont les faisceaux et les fibres deviennent si franchement accusés, que leur disposition peut être soumise à une description régulière, si ce n'est toujours *parfaitement identique.*

Très-fines, intimement rapprochées, sans tissu cellulaire intermédiaire (1), la plupart sont transversales sur le col utérin, et surtout disposées, suivant M. Jobert (2), en demi-cercles qui se croisent, sans se confondre, dans la direction des commissures.

§ III. Membrane et follicules muqueux.

Bien différente de la muqueuse du corps utérin, qui, depuis les travaux de M. Coste, auxquels il faut joindre ceux de plusieurs autres anatomistes distingués (3), a subitement acquis un si haut degré d'importance, la muqueuse du col n'offre plus comparativement qu'un intérêt secondaire ; elle présente néanmoins des caractères qui lui sont propres et méritent d'être notés.

On peut lui considérer trois portions, qui se

---

(1) Robert, thèse de concours, p. 6.
(2) Loc. cit.
(3) Robin, *Arch. gén. de méd.*, loc. cit. — Huguier, mém. cité, etc.

différencient très-notablement les unes des autres.

La première, qui n'est que la continuation de
la muqueuse du vagin, se réfléchit du cul-de-sac
vagino-utérin, qu'elle tapisse, sur toute la face externe du col chirurgical de l'utérus, jusqu'à la
grande circonférence de l'extrémité libre du museau de tanche, laquelle lui sert de limites. Elle
est assez épaisse, médiocrement adhérente, vil-
leuse, parsemée d'un assez grand nombre de *follicules* mucipares, sécrétant une mucosité abondante, qui lubréfie et baigne quelquefois, conjointement avec le mucus fourni par la partie
voisine du vagin, le fond du cul-de-sac utéro-
vaginal. Notons en passant que, d'après les recherches de M. Donné, ce mucus offrirait la réaction acide (1).

La deuxième portion, qui tapisse toute la face inférieure du bourrelet utérin, s'étend de sa grande
à sa petite circonférence, qui n'est autre que le
pourtour de l'orifice externe du museau de tanche. Celle-ci est fort mince, très-adhérente,
moins lubréfiée que la première, ce qui lui
donne, jusqu'à un certain point, l'aspect de la
muqueuse lisse, polie et un peu sèche, qui recou-

-. (1) Donné, *Anatomie microscopique*, et *Physiologie des
fluides de l'économie*, 1843 (cit. R.).

vre le relief extérieur de la bouche humaine, ou
de celle qui revêt le gland pénien.

Elle n'est cependant pas complétement dépourvue de *follicules*, comme plusieurs observateurs l'avaient formellement avancé ; car M. Jobert (loc. cit.) en a vu et décrit un certain nombre, situés surtout autour et au voisinage du
méat utérin ; et M. Robert (thèse de concours)
les a trouvés dessinés de la manière la plus évi-
dente, au sein d'une ulcération granuleuse du
col (1).

Disons enfin que cette portion de la muqueuse
cervico-utérine offre une structure si délicate,
qu'elle semblerait presque réduite à son épithélium, et que c'est elle qui, conjointement avec la
partie la plus voisine de la muqueuse recouvrant
le pourtour du méat utérin, devient si fréquemment le siége de ces ulcérations qui ont fixé d'une
façon toute particulière l'attention des médecins
modernes.

La troisième et dernière portion de la muqueuse cervico-utérine s'étend de l'orifice externe à l'orifice interne du col de la matrice. C'est
vers ce dernier point qu'elle se termine brusquement par un bord comme festonné, qui la sépare

---

(1) Voy. la planche 2, où M. Robert les a fait représenter.

de la muqueuse spéciale, revêtement intérieur si remarquable du corps de l'utérus (1). Près de l'orifice externe, elle se rapproche beaucoup de la muqueuse des lèvres utérines par son aspect lisse et poli, quoiqu'elle soit déjà beaucoup plus sensiblement humide. Mais lorsqu'elle atteint les ramifications de l'arbre de vie, qu'elle tapisse sans les constituer en totalité, comme le disent quelques auteurs (car le tissu propre y concourt pour une grande part), elle devient plus molle, plus abreuvée de mucus, moins adhérente, tant à la surface des sillons qu'au fond des lacunes.

Quelquefois même, comme je l'ai déjà signalé plus haut (voy. p. 83), passant d'une crête à l'autre sans s'introduire dans la lacune, elle demeure complétement isolée, ce qui permet de l'étudier par transparence.

_____

(1) C'est à cette troisième portion de la muqueuse cervico-utérine que s'applique le passage suivant, emprunté à M. le Dr Robin :

« La muqueuse de la cavité du col est mince, dense, difficile à déchirer ; elle est parsemée de glandes simples ou follicules, mais ils sont de moitié moins longs et plus larges que ceux de la muqueuse du corps ; ils sont en forme de bouteilles sphériques et non tubuleuses ou flexueuses, et sont tapissés à leur face interne d'une couche d'épithélium à cellules cylindriques » (Robin, mémoires cités).

C'est pour la science un avantage sans doute, mais qui trop souvent pourra bien tourner tôt ou tard au détriment de l'individu. En effet, si cette disposition que nous venons d'énoncer s'exagère, la membrane, s'éloignant alors de ses conditions physiologiques, finit par tomber dans le domaine de la pathologie; en d'autres termes, elle peut devenir l'origine de ces polypes muqueux, qui ont précisément leur siége le plus ordinaire dans cette région de l'organe utérin.

Quant au mucus qui lubréfie la partie de la membrane que nous venons d'examiner, c'est là justement qu'il atteint son maximum de consistance et de quantité; il suinte par la pression du fond de toutes les lacunes, et il s'écoule aussi spontanément en traversant l'orifice externe sous forme de glaires albumineuses, souvent à demi concrètes, et assez visqueuses pour en être quelquefois difficilement détachées, lorsqu'il devient nécessaire de s'assurer, par la vue, de l'état du méat utérin.

Rappelons ici pour mémoire ce que nous avons déjà consigné plus haut (page 79), à savoir que ce mucus, à part l'état de grossesse, serait considéré par M. Robin comme un signe constant de catarrhe utéro-cervical, et notons en passant que, si cette opinion était parfaitement fondée, le domaine de la pathologie utérine s'en trouverait singulièrement agrandi.

D'après les recherches récentes de MM. Mandl et Fricke, ce mucus de la cavité du col donnerait au papier de tournesol une réaction alcaline (1). Il provient d'ailleurs, en grande partie, des *folli-cules* nombreux cachés pour la plupart entre les ramifications de l'arbre de vie ou au fond des lacunes que ces ramifications circonscrivent. Ces follicules n'affectent plus ici, comme dans la muqueuse utérine, la forme de tubes flexueux et vermiculaires; ce sont de simples utricules, dont les ouvertures, suivant M. Robert (loc. cit.), sont toutes dirigées de haut en bas, de manière à verser leur produit vers l'orifice inférieur du col.

« Ces glandes ou follicules, dit M. le professeur Robin, n'entrent en fonctions que pendant la grossesse, et leur action se continue pendant toute sa durée, parce que la muqueuse du col

---

(1) Hushke, *Splanchnologie,* p. 456 (cit. Rob.).

On conçoit que si l'acidité ou l'alcalinité des divers mucus vagino-utérins venaient à être définitivement établies comme caractère constant pour chacun d'eux, elles pourraient constituer un élément précieux de diagnostic différentiel dans certaines affections utéro-vaginales; mais sur ce point, qui n'est pas sans quelques difficultés, la science n'a pas encore dit son dernier mot.

ne devient pas caduque ; hors l'état de gestation, *elles ne sécrètent rien.* » Cette opinion de M. Robin me semble très-contestable. En effet que, pendant la grossesse , cette sécrétion soit considérablement augmentée, au point d'apparaître alors comme un phénomène nouveau , c'est ce dont personne ne doute , et ce que prouve de reste l'observation journalière ; mais que, dans l'état de vacuité, elle demeure complétement et normalement suspendue, c'est un point qui ne se montre plus aussi facile à établir, et , sauf plus ample information , j'avouerai franchement que, pour ma part, j'ai peine à admettre un—organe quelconque , entièrement inactif , précisément dans la sphère d'activité d'un *appareil,* où tout est impression et mouvement , où la vie de la femme, comme le dirait Van Helmont, vient, pour ainsi dire, se concentrer toute entière !

Qui ne sait que les mouvements des mâchoires surexcitent la sécrétion des glandes salivaires ?

Au demeurant, comme une opinion scientifique , quelle qu'elle soit, puise nécessairement une certaine force dans le mérite personnel de l'auteur qui l'exprime, nous croyons convenable, en combattant celle de M. le Dr Robin , de lui en opposer une autre, assez grave elle-même pour lui servir de contre-poids :

M. le Dr Nélaton , chirurgien de l'hôpital Saint-

Antoine, dont chacun se plaît à reconnaître la
haute portée d'intelligence et le rigoureux esprit
d'observation, professe depuis longtemps une
opinion contraire, opinion reproduite en partie
dans une thèse inaugurale de date récente (A.
Hédouin, *Propositions sur les écoulements des
organes génitaux de la femme*; 1848).

Suivant M. Nélaton, les follicules cervico-utérins, chez un grand nombre de femmes, sécréte-
raient *physiologiquement,* dans les intervalles de la
période menstruelle, une assez grande quantité de
mucosités albumineuses, dont l'exhalation, quelquefois exagérée, *sans qu'il soit possible de lui
assigner aucune cause,* entraînerait, en obstruant
l'orifice utérin, une stérilité plus ou moins permanente. Or, comme cette hypersécrétion cesse
pendant toute la durée de l'état cataménial,
M. Nélaton incline à admettre que la fécondation,
auparavant suspendue, pourrait s'opérer dans le
cours de la période menstruelle.

§ IV. Vaisseaux du col utérin.

1° *Artères et veines.* — L'artère utérine, provenant de l'hypogastrique, marche entre les deux
feuillets du ligament large, jusqu'à ce qu'elle
atteigne le bord latéral de la partie inférieure
du corps et supérieure du col utérin.

C'est vers le point de jonction de ces deux portions du viscère que cette artère se subdivise en branches ascendantes, qui se portent sur le corps de la matrice, s'anastomosant avec l'artère ovarique, et en branches descendantes, qui vont se distribuer au col de l'utérus. Ces dernières sont les moins nombreuses, de telle sorte que la partie cervicale reçoit proportionnellement beaucoup moins de sang que le reste de l'organe (1).

Les veines suivent le même trajet que les artères et présentent une disposition analogue.

Ne serait-ce point en vue de la déclivité du col utérin, laquelle l'aurait inévitablement exposé à

---

(1) Robert, loc. cit. « Les artères utérines, dit cet auteur, ne laissent dans le col de la matrice que des rameaux petits et peu nombreux. La pâleur que présente sa membrane muqueuse nous indique qu'elle n'est pas aussi vasculaire que celle du corps. Ne faut-il pas faire une large part à cette inégalité de vascularisation dans les différences physiologiques si tranchées entre le col et le corps? En effet, à l'époque de la puberté et des règles, le col partage, jusqu'à un certain point il est vrai, la turgescence de l'organe; mais ce n'est que dans des cas bien exceptionnels qu'il devient le siége de l'exhalation cataméniale. En second lieu, pendant la grossesse, alors que le corps de l'utérus, chargé du produit de la conception, voit décupler ses éléments, le col garde presque son volume normal, et, chez les primipares surtout, il reste comme étranger à ce travail si actif, dont il est si voisin. »

de fréquentes congestions sanguines, que la nature s'est ainsi efforcée de restreindre sa circulation? Cela me paraît de toute évidence, quoique nous soyons obligé de reconnaître, en même temps, que le but qu'elle s'était ainsi proposé est bien loin d'être toujours atteint, ce que prouvent surabondamment les nombreux engorgements qui s'y manifestent.

Mais n'est-il point pour le museau de tanche une autre source de circulation, en quelque sorte surajoutée ou supplémentaire ? Nous avons vu plus haut que sa portion corticale devait être, en grande partie, constituée par l'épanouissement de la couche érectile du vagin ; ne serait-ce point

---

Nous n'aurions pas constaté par nous-même cette moindre vascularité relative du col utérin, que nous tiendrions le plus grand compte de l'assertion très-fondée énoncée par M. le Dr Robert, praticien habile autant qu'instruit, et fort compétent en pareille matière; néanmoins nous croyons devoir en rapprocher une opinion dissidente, exprimée également par une notabilité scientifique.

M. le professeur Négrier pense, au contraire, que les branches les *plus volumineuses* des artères utérines enveloppent et pénètrent les parois du col utérin, et il base en partie sur cette manière de voir l'interprétation qu'il donne au mode de production des hémorrhagies cervico-placentaires. C'est une question d'appréciation qui ne peut être jugée qu'à l'aide d'injections bien faites et suffisamment multipliées. (Voy. Négrier, ouvrage cité, p. 27.)

aux vaisseaux vaginaux eux-mêmes qu'il emprunterait sa turgescence accidentelle? Et s'il en est ainsi, n'est-ce point en effet la plus sage de toutes les précautions que celle en vertu de laquelle le sang vaginal, obligé, pour gagner le col, de lutter contre les lois de la pesanteur, n'affluerait plus vers cet organe qu'à la sollicitation d'un stimulant quelconque?

Ce qu'il y a de certain, c'est que, si on admet, avec quelques auteurs, que le col de la matrice participe à l'éréthisme vénérien, je ne vois guère, avec sa circulation si limitée, à quelle source, autre que celle qui lui serait fournie par la couche érectile en question, il pourrait en aller puiser les éléments. Une disposition semblable me paraît d'ailleurs si logique qu'en l'absence de toute démonstration matérielle possible, je crois, en vérité, qu'il faudrait encore l'admettre!

2° *Vaisseaux lymphatiqnes.* — Ils forment plusieurs couches, les unes profondes, les autres superficielles; la plupart vont se rendre dans les ganglions pelviens. Mais il peut arriver, comme le prouve d'ailleurs une pièce déposée par M. Aubry au musée de la Faculté, qu'une partie des plus superficiels, c'est-à-dire de ceux qui accompagnent la muqueuse extérieure du museau de tanche, se réfléchissent avec elle, au moment où

elle forme le cul-de-sac vagino-utérin, et parcou-
rent définitivement toute la paroi vaginale d'arrière en avant.

C'est surtout à la paroi antérieure du vagin
que cette disposition a été observée, d'où la pos-
sibilité des engorgements inguinaux, compliquant
les affections du col de la matrice; complication
qui d'ailleurs n'est pas si rare que le pensent
certains observateurs, puisque, dans un relevé
que j'emprunte à mes notes extraites de la clinique de Lisfranc, j'en trouve deux cas déjà parfaitement signalés.

§ V. Nerfs du col utérin.

Ce point de l'anatomie du col de l'utérus est
celui qui a soulevé le plus de controverses, et les
auteurs les plus recommandables ont émis à cet
égard des opinions diamétralement opposées.
Disons aussi que, faute d'une exactitude suffisamment rigoureuse dans le langage anatomique,
on n'a fait qu'embrouiller la question, par exemple, en ne précisant pas toujours bien nettement
la portion du col dont on voulait actuellement
parler.

Si les éléments nécessaires manquent encore
pour établir définitivement ce point de doctrine,
on peut du moins, à l'aide d'un peu de méthode,

exposer avec quelque clarté l'état actuel de la science à cet égard ; c'est ce que je vais tâcher de faire le plus brièvement possible.

Je rappellerai d'abord que l'ensemble de la portion cervicale de l'utérus que je désigne sous le nom de *col anatomique* offre trois parties distinctes : l'une sus-vaginale, l'autre sous-vaginale, l'intermédiaire intra-vaginale ; nous négligerons ici cette dernière, les deux autres étant seules importantes au point de vue qui va nous occuper.

Les nerfs qui accompagnent l'artère utérine et qui gagnent avec elle la partie latérale de la matrice, vers sa limite utéro-cervicale, proviennent du plexus hypogastrique. Or celui-ci est constitué d'abord et essentiellement par des branches nerveuses du grand sympathique, et secondairement par des filets nerveux émanés du plexus sacré.

Le col *anatomique* de l'utérus doit donc recevoir des nerfs tout à la fois du système nerveux ganglionnaire et du système nerveux cérébrospinal.

En dédoublant par la pensée ce col *anatomique*, il se présente ces deux séries de questions : 1° La partie sus-vaginale du col utérin reçoit-elle des nerfs ? et quels sont-ils ? 2° La partie sous-vaginale en reçoit-elle également ? quelle est leur source ?

Examinons la première série de questions. Et d'abord, la portion sus-vaginale reçoit-elle des nerfs? On peut immédiatement répondre par l'affirmative, car personne ne le conteste, et les travaux récents d'un grand nombre d'anatomistes distingués, tels que MM. Jobert, Longet, Froment, en France; Robert Lee, Snow-Beck, en Angleterre, confirment surabondamment ce premier fait, déjà constaté du reste par des prédécesseurs et par Tiedemann en particulier.

La portion *sus-vaginale* du col *anatomique* est donc pourvue de nerfs; mais en reçoit-elle des deux ordres, à savoir, des nerfs de la vie animale et des nerfs de la vie organique? La plupart des auteurs ont admis dans le col *anatomique* des filets émanés des systèmes cérébro-spinal et ganglionnaire, mais c'est sans doute *a priori* et sans preuve matérielle suffisante (1).

D'autre part, les recherches nouvelles de MM. Longet et Jobert paraissent n'y démontrer que la présence de ces derniers (2). Mais je me demande, à mon tour, si cette démonstration est elle-même chose facile, surtout lorsque j'en rap-

---

(1) M. le Dr Rendu (thèse de 1842) croit pouvoir établir le fait matériellement, à l'aide des anastomoses qu'il a constatées.

(2) Robert, ouvr. cité, p. 11.

proche les propres paroles de l'un des auteurs précités, M. Jobert, lequel affirme qu'aucun caractère différenciel appréciable n'existe entre les rameaux nerveux du grand sympathique et ceux du système cérébro-spinal, après qu'ils se sont confondus dans le plexus hypogastrique (1).

Il suit de là que dans le col utérin il serait sinon impossible, du moins extrêmement difficile, de distinguer ce qui appartient à l'un ou à l'autre de ces deux systèmes ; et il faut bien qu'il en soit ainsi pour qu'un anatomiste aussi exercé que M. Froment avoue qu'il n'a pu noter « si les divisions du troisième nerf sacré, qu'il a suivies jusque dans le tissu de l'utérus, y conservaient distinctement les caractères des nerfs de la vie animale. »

Appliquant donc ce qui précède à la portion *sus-vaginale* du col utérin, nous concluons qu'elle reçoit des nerfs ; mais que l'anatomie n'est point encore parvenue à bien déterminer auquel des deux ordres ils appartiennent, ou s'ils appartiennent à tous les deux à la fois.

Nous examinerons plus bas si la physiologie et la pathologie ne nous fournissent pas à cet égard quelques données utiles.

_____

(1) Jobert, *Recherches sur la disposition des nerfs de l'utérus* (*Mém. de l'Académie des sciences*, t. 8).

Abordons maintenant la partie la plus litigieuse de la question qui nous occupe, celle qui a donné lieu, de la part des auteurs, aux dissidences les plus contradictoires.

La portion *sous-vaginale* du col *anatomique* reçoit-elle des nerfs? et, si elle en reçoit, de quel ordre proviennent-ils?

Tiedemann admet des nerfs dans toutes les régions de l'utérus, il les décrit et les reproduit par le dessin dans un ouvrage spécial (1).

M. Robert Lee est plus explicite encore : dans ses planches récemment publiées, il représente un nombre considérable de nerfs, pénétrant le tissu de la matrice *dans tous les sens;* le *museau de tanche* en a sa part (2).

M. le professeur Moreau, dans son bel Atlas sur l'art des accouchements, en donne une figure également très-remarquable (3).

M. Velpeau va plus loin ; il soutient que ce sont les rameaux nerveux du système cérébro-spinal qui se détachent du plexus hypogastrique pour se rendre *surtout au col de l'utérus,* et il explique,

---

(1) Tiedemann, *Tabulæ nervorum uteri;* Hœidelbergæ, 1823.

(2) *The anatomy of the nerves of the uterus;* London, 1841 (voy. pl. 2).

(3) Moreau, Atlas sur l'art des accouchements; 1845.

par cette disposition anatomique, la *sensibilité* dont la *portion vaginale* du col utérin serait douée (1).

Si l'on s'en tenait à ce qui précède, il demeurerait établi : 1° que le museau de tanche reçoit des nerfs, 2° qu'ils appartiennent surtout au système nerveux de la vie animale.

Mais voici que M. Jobert, s'appuyant sur des recherches anatomiques qui lui sont propres, affirme que la *portion vaginale* du col utérin est complétement dépourvue de filets nerveux, et qu'elle est *absolument insensible !* « Et cette opinion de M. Jobert, dit M. P. Dubois (ouvrage cité, t. 1, p. 178), ne me paraît pas avoir été jusqu'à présent contredite ni même contrôlée par d'autres observateurs. »

Tout est donc remis en question, et nous sommes

---

(1) Velpeau, *Traité d'accouchements,* t. 1, p. 89.

M. le professeur Négrier (loc. cit.) incline fort à partager l'opinion émise par le célèbre chirurgien de l'hôpital de la Charité; seulement il est moins explicite, car il parle du col (anatomique) en général, sans rien préciser à l'endroit du museau de tanche (col chirurgical). Je ferai la même observation, eu égard à ce qu'en dit lui-même M. le professeur Cruveilhier, et je rappellerai en passant que c'est en partie pour mieux apprécier toutes ces nuances, que j'ai vivement senti le besoin d'imposer au col de la matrice deux dénominations nouvelles.

encore à nous demander, en voyant ainsi le *mu-seau de tanche* osciller sans cesse entre deux des règnes de la nature, sans pouvoir définitivement s'arrêter à aucun : Végète-t-il décidément à la façon des plantes? ou jouit-il d'une organisation plus élevée qui lui permette de vivre à la manière des animaux? jusqu'à ce qu'enfin des investigations nouvelles, plus nombreuses et plus décisives, viennent trancher le nœud gordien, en imprimant sur les faits qui se seront produits ce cachet d'authenticité qui les rend à jamais incontestables!

Jusque-là nous sommes donc fondé à conclure que l'anatomie ne nous a encore démontré dans le museau de tanche, irrévocablement et sans contestation possible, aucun ordre de filets nerveux quelconques.

Mais puisque l'anatomie nous fait défaut, ne pouvons-nous donc emprunter quelques lumières à la physiologie normale ou pathologique du col utérin chirurgical?

Et d'abord, comprend-on bien qu'un organe, jouissant d'ailleurs d'une vie assez active, qui est pourvu d'une circulation, qui produit une sécrétion abondante, qui se contracte enfin, etc., soit précisément privé de cette faculté qui préside ordinairement et commande à toutes les autres, à savoir la faculté nerveuse!

On objecte que le museau de tanche, coupé,

brûlé, cautérisé, n'accuse aucune douleur (1), et l'on s'appuie là-dessus pour lui dénier toute sensibilité (2). Mais est-il toujours bien facile, pendant une opération chirurgicale, au milieu des violences et des atteintes plus ou moins douloureuses exercées préalablement sur les parties voisines, avant qu'on s'attaque au col lui-même, de distinguer s'il n'a point aussi sa part de souffrance ?

Admettons, comme cela paraît d'ailleurs probable, que sa sensibilité soit réellement un peu obtuse : la plus petite douleur ne peut-elle être masquée par la plus grande ? *De duobus doloribus, vehementior obscurat alterum,* dit Hippocrate.

J'ai vu pratiquer beaucoup d'amputations du col par Lisfranc, pendant que j'étais son élève. Ce praticien avait l'habitude de suspendre son opération juste au milieu de la section de cet organe, pour interroger la malade sur la nature de la sensation éprouvée par elle.

S'il est vrai de dire que chez la plupart la douleur perçue n'était pas vive, il ne l'est pas moins d'ajouter que chez toutes il se produisait une sensation inaccoutumée : chez l'une, c'était celle d'un fer très-chaud qu'on promenait au fond de ses

---

(1) P. Bérard, cours de physiologie, 1846 (Grand sympathique).

(2) Jobert, loc. cit., et alii auctores.

parties sexuelles ; chez l'autre, c'était une sorte d'agacement local, difficile à exprimer, quoique profondément ressenti ; chez un certain nombre enfin, c'était une véritable colique utérine, d'une intensité médiocre. Mais il faut aussi se rappeler que le vagin était déjà endolori par l'application et la présence d'un speculum à deux branches, plus ou moins fortement entr'ouvert, ce qui devait apporter quelque trouble dans la localisation des perceptions, et de plus, que le col lui-même venait d'être saisi par une double érigne de Museux, ce qui, par parenthèse, avait souvent provoqué sur la figure de la patiente une légère grimace.

Enfin Lisfranc, qui, comme on le voit, se préoccupait de cette recherche, en était venu à professer que si le museau de tanche se montrait en réalité peu sensible à la section, en revanche il l'était beaucoup plus à la pression ; aussi l'assimilait-il au testicule, sous le rapport de son mode de sensibilité.

J'ai eu peu d'occasions de voir appliquer l'ustion au moyen du fer rouge sur le col de la matrice, aussi m'abstiendrai-je de toute appréciation eu égard aux troubles fonctionnels qu'elle peut ou non entraîner ; mais il n'en est pas de même des cautérisations soit avec le nitrate d'argent, soit avec les caustiques liquides.

Lisfranc les employait, comme on sait, presque exclusivement : eh bien, je les ai vues être immédiatement accompagnées ou suivies de douleurs assez vives, et le célèbre chirurgien de la Pitié croyait si peu à leur innocuité sous ce rapport, que dès le lendemain il faisait dresser la liste des malades *qui en avaient souffert le plus*, pour les soumettre à une saignée dérivative.

J'ai pratiqué moi-même bon nombre de ces cautérisations, et j'ai pu constater plus d'une fois que l'application d'un simple crayon de nitrate d'argent à la surface d'une exulcération du col avait été *tout aussitôt* suivie d'un picotement très-vif. Chez une dame à laquelle j'ai donné des soins cette année, à chaque cautérisation nouvelle le phénomène n'a jamais manqué de se reproduire.

On objecte encore, à l'appui de l'opinion qui proclame l'insensibilité du col, que des affections très-graves peuvent se développer dans cet organe sans donner lieu à des douleurs locales.

D'abord le fait n'est pas général, comme il devrait l'être, si le col était absolument insensible ; bien au contraire, les cas où le cancer utérin, par exemple, encore superficiel et borné au col chirurgical, s'accompagne de douleurs violentes et quelquefois atroces, ne sont pas malheureusement très-rares. Il faut donc faire la part, ici comme ailleurs, des idiosyncrasies, tout en ne perdant pas de vue, au demeurant, que le museau de tanche ne jouit en effet que d'une sensibilité obtuse, et que l'état latent qui en résulte pour un certain nombre de ses maladies est un danger de plus, qui doit mettre chacun sur ses gardes.

Il me reste à parler d'un dernier moyen pratique qui me paraît très-propre à répandre quelque lumière sur la question qui nous occupe, c'est le toucher vaginal appliqué au col utérin. Des circonstances favorables m'ont fourni l'occasion de l'exercer bien souvent : que ce soit mon excuse si, dans ce qui me reste à dire, je m'appuie quelque peu sur mon expérience personnelle.

Assez rarement j'ai vu la face inférieure du museau de tanche, celle qui porte le méat à son centre, soit dans l'état sain, soit à l'état morbide, être suffisamment impressionnée par l'approche du doigt, pour en ressentir nettement le contact. Plus rarement encore, et dans les mêmes circonstances, m'est-il arrivé de lui faire éprouver une sensation douloureuse ; mais si, changeant le siége de mon exploration, je venais à porter mon doigt sur une des faces latérales, antérieure ou postérieure, du museau de tanche, et surtout sur les deux premières ; si, le faisant remonter du sommet vers la base du col chirurgical, j'exerçais en même temps des pressions successivement graduées ou plutôt encore saccadées, il m'est arrivé de produire ce qui depuis est devenu pour moi l'objet d'observations souvent répétées.

Si l'organe est sain, une pression modérée est clairement appréciée, une pression forte devient légèrement douloureuse.

Si l'organe est malade, une pression, même légère, fait déjà souffrir; une pression forte cause une angoisse qui provoque, de la part de la patiente, une soudaine exclamation plaintive, et qui la fait quelquefois se rejeter en arrière.

En même temps que ces remarques, qui sont le résultat d'expérimentations fréquemment réitérées, me semblent utiles au point de vue du diagnostic, elles me paraissent aussi très-propres à mettre sur la voie pour apprécier ce qu'il peut y avoir de réel et dans la sensibilité normale, et dans la sensibilité pathologique du col chirurgical de la matrice. Dans une question où il reste cette inconnue à dégager, une faible lueur peut faire soupçonner de quel côté viendra la lumière. Au surplus, de telle part qu'elle arrive, qu'elle soit la bienvenue, elle n'éclairera pas un des points les moins litigieux de la science.

Pour mon compte, voici, jusqu'à nouvel ordre, et faute d'indications plus précises, l'interprétation rationnelle qui me paraît devoir être déduite des diverses données fournies par la physiologie et la pathologie du col utérin.

Au milieu des incertitudes où l'anatomie vient de nous laisser, et d'après ce qui précède, il me semble peu logique de refuser un élément nerveux précisément à l'organe qui, dans l'économie humaine, devient si souvent le siége des plus violentes douleurs. Car en est-il de plus vives en effet, pour en citer finalement un bien frappant exemple, que celles qui résultent, lors de l'accouchement, de l'extrême distension du col, à l'instant où la tête du fœtus franchit son ouverture? Conçoit-on une pareille exaltation de la sensibilité sans un système nerveux qui lui corresponde? conçoit-on la fonction sans l'organe?

Il me semble donc impossible, en se fondant sur toutes les considérations qui viennent d'être invoquées, de ne pas admettre, quoiqu'on ne puisse en faire la démonstration matérielle, des nerfs dans les *deux moitiés* du col *anatomique*, c'est-à-dire dans les portions *sus* et *sous-vaginales*.

Je pense, en outre, qu'ils doivent procéder des nerfs céphalo-rachidiens et ganglionnaires; car les anatomistes qui, dans ces derniers temps, se sont le plus occupés de l'étude de ces deux systèmes d'agents nerveux, étude encore hérissée de tant de difficultés, inclinent à les considérer comme étant, presque partout où ils se rencontrent, associés et solidaires (1).

_____

(1) « L'anatomie et la physiologie prouvent, en définitive,

Néanmoins je dois ajouter que, si l'un des deux prédomine dans la structure du col de l'utérus, ce doit être évidemment le système ganglionnaire, et qu'à la rigueur, on comprend qu'il puisse, à lui tout seul, rendre suffisamment compte des phénomènes nerveux que nous avons constatés dans le museau de tanche, surtout si, pour s'affermir dans cette manière de voir, on s'étaye des considérations suivantes, empruntées aux auteurs les plus compétents de l'époque, reproduites et discutées avec talent par un des jeunes professeurs de notre École, aussi consciencieux et modeste qu'il est anatomiste habile et praticien distingué.

Je le cite presque textuellement : « MM. Brachet,

---

que les nerfs ganglionnaires ne sont qu'une dépendance du système nerveux cérébro-spinal, et que les ganglions ne sont point de petits centres nerveux indépendants, comme le voulait Bichat, qui n'avait pas fait assez d'attention aux rameaux de communication avec les paires rachidiennes.

« Seulement, comme le système ganglionnaire est formé par un bien plus grand nombre de nerfs rachidiens que de nerfs encéphaliques, M. Longet comprend de cette manière comment le cerveau, et par conséquent la volonté, a si peu de part aux fonctions des viscères intérieurs, mais comment, dans certains cas exceptionnels, les *maladies* ou les *excitations momentanées*, il peut y participer. » (L. Gosselin, thèse de concours (p. 91, 95, 98; 1840) sur le *système nerveux ganglionnaire*.)

Flourens, Muller, ont vu des manifestations douloureuses chez les animaux sur lesquels on pinçait
soit un ganglion, soit les nerfs qui en proviennent.
MM. Flourens et Longet s'accordent même à dire
que ces manifestations arrivent plus lentement
par l'irritation des ganglions cervicaux et dorsaux
que par celle des ganglions semi-lunaires.

« D'un autre côté, les expériences faites avec
le galvanisme soit sur le plexus solaire, soit sur
les nerfs cardiaques, montrent que des contrac-
tions sont déterminées dans les intestins et dans
le cœur par les attouchements de ces parties ; seulement ces mouvements paraissent être moins
brusques et moins rapides que dans les recherches
faites sur les nerfs de la vie animale.

« Il est donc vraisemblable, d'après cela, que
*les nerfs ganglionnaires sont, comme les nerfs céré-
bro-spinaux, des conducteurs pour la sensibilité
et le mouvement*, tout comme ils président ensemble aux phénomènes de nutrition et de sécrétion. Seulement ce qui nous frappe, c'est que,
d'une part, *les parties animées par les nerfs du
système ganglionnaire ne sont pas sensibles et con-
tractiles au même degré que les organes de la vie
de relation ; et* d'autre part, que *c'est surtout dans
l'état de maladie que la sensibilité des premières
se révèle de préférence et souvent s'exagère* » (1).

_____

(1) L. Gosselin, ouvr. cité, p. 91 et suiv.

Appliquant tout ce qui précède au plexus hypogastrique, à l'utérus, et en particulier aux diverses manifestations nerveuses, tant physiologiques que morbides, sur lesquelles je me suis appesanti en étudiant la sensibilité du museau de tanche, je trouve suffisamment justifiée l'opinion qui m'a fait admettre ci-dessus que cet organe recevait les deux ordres de nerfs, mais surtout ceux du système ganglionnaire.

Ces nerfs me paraissent descendre, mais en s'atténuant de plus en plus, *jusqu'au voisinage de la face inférieure* ou libre *du museau de tanche;* au delà, c'est-à-dire dans la muqueuse de cette face, si mince qu'elle semble réduite à son épithélium, ainsi que dans la couche érectile que j'ai cru reconnaître immédiatement au-dessus d'elle, les filets nerveux se *raréfieraient de telle sorte, que leurs excitants naturels seraient inhabiles à déceler leur présence.*

Ajoutons que si, dans le reste du *col utérin chirurgical,* et peut-être dans tout le *col anatomique,* leur existence est demeurée quelque peu obscure aux yeux de la physiologie, mais surtout à ceux de l'anatomie, c'est parce qu'ils sont *comme enfouis dans un tissu presque inextricable,* ce qui doit rendre leurs manifestations obtuses et leur démonstration problématique.

Et cela me semble si vrai, qu'à l'époque de l'ac-

couchement, lorsque les éléments du col utérin,
si condensés naguère, se sont espacés en se dédoublant, la sensibilité de l'organe se développe
et s'exalte, *comme si les filets nerveux* (qu'on me
permette cette expression figurée) *venaient d'être
débarrassés de la sourdine qui tout à l'heure affai-
blissait leurs vibrations* (1).

Ce qu'il y a de certain, c'est que, si j'avais mission d'aller une fois de plus à la découverte des
filets nerveux, successivement admis et rejetés
dans le col de l'utérus, je choisirais cet organe
à l'instant où il vient de subir son évolution
complète, soit au terme d'une grossesse achevée,
soit après un accouchement accompli, et c'est sur
lui que je dirigerais mes nouvelles recherches.
En cela d'ailleurs, je ne ferais que suivre la voie
déjà toute tracée par plus d'un illustre devancier,
au nombre desquels nous devons compter surtout
Tiedemann en Allemagne, Robert Lee en Angleterre, et en France l'une de nos éminentes nota-
bilités scientifiques, M. Moreau, professeur d'accouchements à la Faculté de médecine de Paris.

---

(1) Qu'on ne prenne pas à la lettre le mot *vibration*, dont
je viens de me servir, car on pourrait en inférer que je
partage l'opinion des iatro-mécaniciens (Baglivi, Pac-
chioni), qui supposaient que les nerfs agissaient comme
des cordes vibrantes. Je rappelle que mon expression n'a
qu'un sens métaphorique.

SECTION VI.

Développement du col utérin.

Dans le cours de ce travail, nous avons étudié le col de l'utérus chez les jeunes filles, et pendant les diverses phases par lesquelles passe successivement la femme adulte.

Pour compléter l'étude de son développement, il nous reste à le considérer aux deux extrêmes de la vie humaine, c'est-à-dire pendant la vie intra-utérine, et aux confins d'une vieillesse plus ou moins avancée.

A. *Pendant la vie intra-utérine.* — J'ai plusieurs fois observé des utérus provenant de fœtus de cinq à six mois, et j'y ai toujours rencontré la conformation que je vais décrire, et qui se retrouve également sur une matrice ayant appartenu à un fœtus de cinq mois, que j'ai conservée comme exemple.

Le museau de tanche n'a pas, comme le dit Meckel (1), des bords tranchants, échancrés, laciniés, expressions inexactes et qui peignent si peu l'objet, qu'elles ne m'en avaient point donné

---

(1) Meckel, *Anatomie générale et descriptive*, t. 3, p. 661.

l'idée réelle avant que je l'eusse examiné par moi-
même.

Mais il ressemble à l'ouverture froncée d'une
bourse ronde dont on vient de tirer les cordons
en sens inverse pour la fermer. On pourrait faire
une autre comparaison non moins exacte et plus
scientifique, en disant que le col chirurgical reproduit véritablement à l'œil le disque fructifère
d'une fleur de la famille des malvacées, de la
mauve sauvage, par exemple, mais considérablement réduit de volume et percé dans son
centre.

Quelle est la signification philosophique de cette
remarquable disposition? Dans quel but la nature
a-t-elle donné à ce petit corps charnu la forme
rayonnée ou plutôt gauderonnée qu'il présente?
Je ne trouve, à cet égard, rien de consigné dans
les auteurs, et j'avoue que, de mon côté, il ne s'est
pas encore offert à mon esprit une explication qui
le satisfasse.

Je dois ajouter que, sur une jeune fille de vingt
ans soumise à mon observation, cette disposition n'était point encore effacée complétement; le
bourrelet utérin demeurait notablement chagriné,
au lieu de présenter l'aspect lisse qui lui est naturel à cette époque. Une autre circonstance digne
d'être relatée se rencontrait aussi chez elle : c'est
qu'au lieu de ses deux ovaires, elle n'avait plus

que deux kystes plissés, ce qui est remarquable
sur un sujet aussi jeune. Serait-ce la maladie des
ovaires qui aurait fait persister, sur le col de la
matrice, la disposition propre au premier âge,
en déterminant une sorte d'arrêt de développement (1)?

---

(1) Puisqu'il vient d'être question d'un utérus de cinq
mois, je profite de l'occasion pour mentionner ici les particularités qui m'ont le plus frappé dans sa conformation,
ainsi que dans celle du vagin qui y est demeuré attenant
(j'ai conservé la pièce).

Cet utérus a le corps gros à peu près comme une len-
tille (*ervum lens*), à laquelle serait ajouté un petit cylindre
ayant deux fois sa longueur; ce dernier représente le *col*.
Le corps utérin reproduit en miniature, mais de la manière la plus rigoureuse, la forme qu'il offrira lors de la
puberté, et les trompes s'attachent à ses angles, comme à
l'ordinaire. Donc, pas la moindre trace ou apparence de
la division primitive en deux cornes (*), si toutefois elle
a jamais existé, ce que M. Cruveilhier (*Traité d'anat.*,
t. 3, p. 670) ne paraît guère disposé à admettre (**).

Enfin le vagin est très-développé en longueur et surtout en largeur; il y a réellement disproportion, sous ce
double rapport, entre lui et l'utérus, et d'autant plus que
la surface interne est elle-même hérissée de rides nombreuses qui la sillonnent en tous sens.

Ici le but de la nature n'est pas douteux; mais il s'an-

(*) *Aduterum* de M. Geoffroy Saint-Hilaire.

(**) Meckel, au contraire, prolonge son existence jusqu'à la
fin du troisième mois au moins (t. 3, p. 660).

B. *Dans la vieillesse.* — On a signalé des cas d'allongement du museau de tanche, chez les femmes âgées, assez nombreux pour que plusieurs médecins aient pu croire que telle était la règle générale (1). On trouve, cités dans les auteurs, des exemples de cols qui s'étaient ainsi prolongés et accrus de telle sorte, qu'ils faisaient saillie hors des parties sexuelles, de manière à simuler une véritable chute de matrice (2). Il est juste d'ajouter que tous n'appartenaient pas à des femmes avancées en âge.

---

nonce de bonne heure, et avec un véritable luxe dans les moyens dont elle dispose.

(1) Cruveilhier, *Traité d'anat.*, t. 3, p. 673.

(2) «Le col utérin est sujet à une allongement tellement considérable, qu'il peut offrir jusqu'à 8 et 9 pouces d'étendue, *sans aucune altération dans son tissu.* Bichat a parlé un des premiers de cette disposition. Lallement, chirurgien de la Salpêtrière, l'avait précédé; mais ce que Bichat attribuait à l'allongement du col, Lallement le faisait dépendre de celui de la totalité de l'utérus. Gardien, Segard, ont signalé plusieurs cas semblables. Enfin cet état particulier du col utérin était déjà connu de Van Swieten, Littre, Levret, Chambon, etc.» (Murat, *Dict. des sc. méd.*)

M. Roux (*Anat. descript.* de Bichat, t. 5, p. 282) dit avoir observé cet allongement du col sur une personne à laquelle un *praticien célèbre*, croyant à un commencement de descente de matrice, avait conseillé l'application d'un pessaire, qui est alors complétement inutile.

Quelquefois une seule des deux lèvres du museau de tanche fait les frais de cet allongement ;
le plus ordinairement, c'est la lèvre antérieure (je
conserve une pièce qui offre un exemple de cette
dernière disposition).

Quoi qu'il en soit, ce ne sont réellement que des
cas exceptionnels, et qu'il faut considérer comme
des anomalies; car, pour ce qui est des femmes
âgées en particulier, il demeure au contraire bien
établi que le col revient insensiblement sur lui-
même, et tend à s'atrophier à tel point, que chez
plusieurs d'entre elles il est totalement effacé.

C'est une conséquence physiologique tout à fait
en harmonie avec les usages auxquels le col utérin nous paraît destiné, usages d'ailleurs peu dé-
finis et même peu recherchés jusqu'à ce jour, et
sur lesquels nous allons énoncer quelques consi-
sidérations nouvelles.

SECTION VII.

Usages du col de la matrice.

Quel but final s'est proposé la nature en dotant
l'utérus de son extrémité cervicale, et de plus en
lui imposant la conformation et la structure que
nous venons de lui reconnaître ?

En lui donnant son volume, qui, au moins chez

la jeune fille, est égal à celui du corps utérin, c'est évidemment une ressource qu'elle s'est ménagée en vue du développement ultérieur de tout le viscère, lorsqu'il s'agirait de pourvoir aux exigences de la grossesse et à celles de l'accouchement.

En allongeant son diamètre vertical, elle a pu donner plus d'étendue et plus de solidité aux attaches vagino-utérines; peut-être aussi a-t-elle voulu, pendant la gestation, tenir ainsi l'œuf humain autant éloigné que possible de toute influence ou agression malfaisante.

En sculptant à la surface intérieure du col utérin cet arbre de vie, dont les crêtes saillantes et les ramifications nombreuses forment une sorte de feutrage élastique, elle a tenu, comme en réserve, des éléments de plus qui doivent contribuer, pendant la grossesse et lors de la parturition, à son développement excentrique, épargnant ainsi à sa muqueuse, en définitive d'autant moins distendue qu'elle était plus anfractueuse dès le principe, les dilacérations qui auraient pu s'y produire (1).

En outre, elle a fait servir les sillons et les la-

_____

(1) Et cela devenait d'autant plus nécessaire, que la muqueuse du col n'est pas caduque, comme celle du corps utérin, et que, comme cette dernière, elle n'est pas par conséquent renouvelée après l'accouchement.

cunes de la cavité cervico-utérine à multiplier et
ses surfaces et le nombre de ses follicules muqueux, dont la sécrétion plus ou moins abondante,
suivant certaines circonstances ou certaines époques, devait en tout cas atténuer l'effet congestif
de la déclivité du col; quoiqu'elle ait eu soin, en
même temps, d'y restreindre, plus que dans le
corps de l'utérus, la circulation sanguine (1).

Enfin n'aurait-elle pas destiné ce relief réti-
forme de l'arbre de vie à retenir dans ses mailles
la liqueur prolifique, après qu'elle vient d'être
projetée à travers l'orifice utérin, vitalement et

(1) On n'a peut-être pas suffisamment apprécié l'influence qu'exerce la déclivité sur la circulation et les sé-
crétions des organes sexuels, et de l'utérus en particulier.
Peut-être est-elle une des principales causes auxquelles
on pourrait attribuer le *flux cataménial;* ce qu'il y a de
certain, c'est qu'elle imprime à l'appareil générateur une
vitalité plus grande, une activité plus intense.

Aussi, comme le fait observer Virey (*Dict. des sc. méd.,*
t. 14), les *singes,* dont la station se rapproche de la perpendiculaire, c'est-à-dire de la station humaine, sont-ils
très-lubriques, et leurs femelles ont sinon des *menstrues,*
au moins des écoulements irréguliers.

La femme doit évidemment à cette *station droite* la funeste prérogative d'être plus exposée que les autres animaux à l'*avortement,* à la *chute de l'utérus,* aux *ménor-
rhagies,* et en général aux nombreuses *affections de la
matrice.*

spontanément entr'ouvert pour la recueillir ?

Ce qui me confirmerait dans cette manière de voir, c'est que l'engorgement du col fait disparaître ce relief en comblant les lacunes (comme le démontre une pièce d'anatomie pathologique que j'ai entre les mains), et que les femmes qui en sont affectées sont souvent stériles, pour redevenir fécondes après leur guérison.

En donnant au bourrelet utérin sa structure et sa forme, la nature me paraît évidemment avoir voulu constituer un organe de copulation, destiné à faire antagonisme au gland pénien (1), et qui, s'il ne participe pas lui-même, admettons-le pour l'instant, à l'orgasme vénérien, y contribue du moins indirectement, en ne transmettant à la partie sensible de l'utérus qu'une excitation, assez

---

(1) Je ne puis résister au désir de faire un rapprochement, qui me semble on ne peut plus légitime, entre le *gland pénien* et le museau de tanche, que je désignerais volontiers sous le nom de *gland utérin*.

1° Il y a entre ces deux organes un véritable antagonisme de fonctions.

2° Quoiqu'ils offrent de notables différences dans leur structure, ils n'en ont pas moins de nombreux points de similitude dans leur conformation générale. Ainsi :

a. Le col présente une densité qui diminue en procédant de sa base vers son extrémité libre, de telle sorte qu'au point de contact des deux organes, les deux surfaces sont

vive pour éveiller l'éréthisme sexuel, mais néanmoins assez amortie pour qu'elle ne puisse se transformer en une douloureuse perception.

Reste maintenant à examiner un dernier point, non le moins contestable, et, par cela même, peut-être le plus intéressant. Entrevu ou pressenti déjà, lorsque j'ai traité des nerfs du col utérin, c'est ici qu'il doit se dessiner d'une manière plus nette; aussi est-ce par son appréciation que je veux terminer cette troisième partie de notre *étude*.

Le museau de tanche, que nous avons supposé tout à l'heure recevoir et transmettre une impulsion, passivement et comme un corps inerte, n'a-t-il point au contraire à remplir un rôle plus élevé?

---

assez élastiques, assez molles et dépressibles, pour qu'elles puissent s'entre-choquer sans se confondre;

b. Toutes deux sont recouvertes d'une muqueuse très-adhérente, et si peu épaisse qu'elle semble réduite à son épithélium;

c. Toutes deux enfin sont creusées d'une cavité qui s'évase vers son centre, et affecte une forme à peu près semblable.

3° Disons en outre que, dans la pathologie elle-même de ces deux organes, nous trouvons des points d'analogie encore plus frappants:

N'y a-t-il pas, par exemple, la plus parfaite identité entre la balanite catarrhale et le catarrhe du col de la matrice?

Ne serait-il point lui-même le siége (1) de l'éréthisme génésique, lequel, sollicité en lui par le
contact excitateur, dans le rapprochement sexuel,
se communique bientôt à tout l'appareil utérin,
qu'il dispose à l'imprégnation, de la même manière que, chez l'homme, l'irradiation volup-
tueuse se fait du gland aux vésicules sémi-
nales (2)?

Cela est pour moi de la plus grande vraisem-
blance, et les auteurs qui, avec M. Jobert (de
Lamballe), inclinent le plus à dénier toute sensibilité au museau de tanche, ne sont cependant
pas très-éloignés de lui accorder cette faculté,
toute mystérieuse qu'elle leur paraisse encore.
Ainsi je lis dans M. Paul Dubois (3) :

_____

(1) Un des siéges.

(2) Ce qu'il y a de certain, c'est qu'il m'est arrivé à
plusieurs reprises, et une fois entre autres dont j'ai surtout conservé le souvenir, car il s'agissait d'une jeune
dame dont je désirais bien vivement la prompte et entière guérison ; il m'est arrivé, disais-je, d'être obligé
de suspendre les légères frictions que j'exerçais, avec un
pinceau, sur le méat utérin, pour le débarrasser des mucosités adhérentes qui l'obstruaient et masquaient l'exulcération dont il était le siége ; et cela _parce qu'il en résultait une sensation qui mettait la malade fort mal à son aise._
Il est vrai d'ajouter que Mme X. est très-impressionnable ;
mais le fait n'en conserve pas moins toute sa signification.

(3) _Traité d'accouchements,_ t. I, p. 185.

« Est-il certain que, dans l'orgasme naturel que provoquent les incitations voluptueuses, la portion vaginale du col utérin n'acquiert aucune sensibilité spéciale? Je n'oserais l'affirmer. »

Mais cette sensibilité, telle spéciale qu'on la suppose, ne peut, que je sache, se manifester qu'au moyen de nerfs; or, les nerfs ne se produisent pas tout d'un coup, à un moment donné, pour disparaître ensuite, lorsque toute sollicitation cesse de leur être adressée : il y a donc nécessairement dans le museau de tanche, et des nerfs à demeure, et une sensibilité qui en dérive, latente, si l'on veut, mais qui se réveille et se développe sous l'influence de ses excitants naturels.

Et M. Paul Dubois lui-même, à l'opinion duquel on doit attacher la plus grande valeur, le reconnaît presque implicitement; car, immédiatement après les paroles que je viens d'emprunter à son ouvrage, il ajoute, sans prononcer, il est vrai, le nom du col utérin, sans doute par égard pour l'assertion de M. Jobert, qu'il n'est pas encore en mesure de combattre :

« On sait que les viscères dans lesquels se distribuent essentiellement ou exclusivement des filets nerveux du grand sympathique exercent, selon les états particuliers dans lesquels ils se trouvent, une influence remarquable sur le système nerveux cérébro-spinal, et que cette in-

14

fluence se révèle par des phénomènes significatifs et bien connus.

« Cette faculté de réaction sur le système nerveux de la vie animale, l'*utérus* paraît en être pourvu à un degré plus marqué encore que les autres viscères, et les témoignages de cette influence sont aussi nombreux que prononcés. »

Les lignes qui précèdent ne veulent-elles pas dire évidemment

Que l'utérus, et conséquemment *son col* (puisque M. P. Dubois désigne l'organe en totalité), *doté* essentiellement ou exclusivement de *filets nerveux du grand sympathique*, *exerce*, sous l'empire de l'état particulier où il se trouve (c'est-à-dire l'excitation vénérienne), *une influence sur le système nerveux cérébro-spinal*, influence dont les phénomènes significatifs bien connus ne sont autres que cet *éréthisme voluptueux* qui parfois ébranle à tel point toute l'économie humaine, qu'on a cru pouvoir l'assimiler à une véritable attaque d'hystérie, voire même d'épilepsie (1) !

J'avouerai, pour mon compte, que dans les paroles de l'habile professeur je vois le *rôle* du col utérin presque aussi nettement tracé que j'ai pu le faire moi-même en lui donnant une interprétation toute semblable (2).

---

(1) Rostan, *Dict. de méd.*, t. 5, p. 435.

(2) Voici, du reste, quelques faits qui confirment cette

Et j'en éprouve une satisfaction d'autant plus
grande, qu'il me répugne véritablement d'ad-

---

remarquable réaction exercée par le *col utérin* sur le reste
de l'économie :

Plusieurs fois j'ai pu m'apercevoir que des pressions assez fortes, dirigées sur certains points du col de la matrice,
provoquaient des nausées et des envies de vomir, et je ne
suis pas le seul, car l'auteur anglais Burns dit « qu'il a fait
naître des nausées et des vomissements par de légères
frictions exercées avec le bout du doigt sur le *museau de
tanche* » (citation de M. Négrier, p. 19).

On sait d'ailleurs que les approches sexuelles produisent assez souvent un effet analogue chez les *jeunes et nouvelles mariées*. Mais ce qui m'a surtout frappé, c'est une
sensation particulière, qui m'a été dénoncée tout à fait
spontanément et à des époques diverses, par trois femmes
étrangères les unes aux autres, pendant que je les sou-
mettais à l'application du speculum.

Au moment où je faisais exécuter à son extrémité utérine quelques mouvements de circumduction, en pres-
sant latéralement sur le *col chirurgical* pour le faire mieux
saillir dans la capacité de l'instrument, les trois malades
se sont écriées qu'il leur semblait : l'une, qu'on lui ser-
rait la tête avec des tenailles (Mme G...); l'autre, qu'on lui
appuyait comme des coins de fer au-dessus des deux yeux
(Mlle Del.); la troisième, qu'on lui étreignait le front
avec une corde (Mlle Sal.). Si on cherchait davantage à
s'enquérir des sensations éprouvées par les malades en
pareille circonstance, on apprendrait sans doute que ces
phénomènes singuliers sont plus fréquents qu'on ne se le
figure.

mettre que la nature soit venue jeter là comme
un corps inerte, comme un impassible tampon de
résistance et d'amortissement, en prévision des
chocs à venir, un organe vers lequel viennent
précisément converger les sensations les plus vives qui puissent agiter simultanément deux orga-
nisations humaines !...

On trouvera peut-être que j'ai mis beaucoup
d'insistance à revenir en particulier sur cette question de la sensibilité du col utérin, de même aussi
qu'en général je me suis longuement étendu sur
les divers éléments dont j'ai composé son histoire.

Mais, en vérité, il fait partie d'un viscère tellement important dans la vie de la femme, puisqu'on est allé jusqu'à dire *que l'utérus, c'était la
femme presque tout entière : Propter solum uterum,
mulier est id quod est* (Van Helmont);

Et, d'un autre côté, on a voulu réduire à si
peu le rôle du *col utérin chirurgical,* qu'il ne m'ap-
paraissait plus que comme un organe déshérité
de la plus belle part de ses prérogatives, et que
je serais vraiment heureux de contribuer en quelque chose à sa réhabilitation.

Que si je n'atteins point complétement ce but,
il me restera du moins l'avantage d'avoir ramené
une fois de plus sur le col de la matrice l'attention des observateurs ; et qui sait si, cette fois

précisément, les recherches qui pourront s'ensuivre ne dévoileront pas enfin, *aux yeux de tous,* le mystère dont la structure du *col chirurgical* de l'utérus est encore enveloppée !

Qu'il puisse en être ainsi, et je n'aurai pas à regretter d'avoir donné une certaine extension à des inductions quelquefois un peu spéculatives, puisqu'elles seront devenues comme le prélude de la consécration définitive d'une nouvelle et importante vérité scientifique.

SECTION VIII.

Résumé.

Ici se termine l'*histoire anatomique, tératologique, physiologique,* et en partie *pathologique,* du *col de la matrice* : triple étude à laquelle nous avons, en outre, appliqué le mot *philosophique,* mot fort en usage de nos jours, et qui pourrait ici sembler prétentieux, si nous n'indiquions brièvement le sens que nous lui avons attaché, l'acception dans laquelle il a été pris et employé par nous.

D'Alembert nomme *esprit philosophique* celui qui, dans une œuvre d'intelligence, fait preuve de raison, de clarté, de méthode ; et à cette œuvre d'intelligence elle-même, produite dans de telles conditions, il décerne également le nom d'*ouvrage philosophique.*

Or, dans l'étude que nous venons de poursuivre, nous avons appelé à notre secours, autant
qu'il était en nous, la *raison,* ou, si l'on veut, le
raisonnement, pour nous rendre compte, autant
que possible, des phénomènes qui nous passaient
sous les yeux. Parfois, cherchant à nous élever
au-dessus d'une simple description scolastique,
nous nous sommes permis d'interroger la Nature,
avide de pénétrer quelques-unes de ses secrètes
intentions; nous hasardant à leur donner l'interprétation la plus plausible, lorsque nous croyions
avoir réussi à soulever le moindre coin du voile.

Nous avons donc fait de notre opuscule surtout une étude *raisonnée.*

Quant à la clarté et à la méthode, ce sont deux
qualités qui se rendent souvent accessibles à l'application et au travail, et nous nous sommes ef-
forcé de prendre cette voie pour arriver jusqu'à
elles.

En somme, nous avons eu l'intention de faire
un peu de ce qu'on appelle *philosophie de la
science,* appliquée, en cette occasion, à l'histoire
du col de la matrice. Y sommes-nous parvenu?
Nul n'est juge en sa propre cause.

Mais nous venons de rappeler qu'il s'agissait
ici de l'histoire du col de la matrice; notre *étude*
terminée, voyons si nous avons été suffisamment
fondé à distraire, par la pensée, le col du corps

de l'utérus, pour en faire abstractivement une étude spéciale.

En reprenant les choses, pour ainsi dire *ab ovo*, nous avons vu, pendant la vie intra-utérine, le col *anatomique*, alors à son apogée de suprématie, reléguer au second plan le corps de l'organe utérin.

Chez la jeune fille nubile, et jusqu'à l'âge de vingt ans environ, époque de ce qu'on pourrait appeler la période d'état du col, nous avons vu celui-ci demeurer dans un sens (1) l'égal de son congénère ; mais dans l'autre (2) marcher à grands pas vers sa période de déclin relatif (3), de manière qu'à partir de l'évolution cataméniale jusqu'à la première grossesse, les rôles se trouvaient intervertis, et la prépondérance était décidément passée du côté de son antagoniste.

Chez la femme adulte, la dégradation du col, activée par l'influence des parturitions plus ou moins nombreuses, s'est continuée d'une manière plus ou moins lente, mais progressive, jusqu'à l'époque critique de la ménopause.

Chez la femme avancée en âge enfin, la pé-

---

(1) Le diamètre vertical.

(2) Le diamètre transversal.

(3) Le corps utérin commençant à s'accroître en tout sens, mais surtout dans le transversal.

riode de déclin relatif s'est transformée, pour le
col, en période de déclin absolu; le plus souvent,
en effet, il s'efface, disparaît presque complète-
ment, et le corps utérin, restant seul, en quelque
sorte, sur la brèche pratiquée par le Temps au
vieil organe gestateur, survit à la dissolution de
son co-associé, dont l'existence, plus tourmentée
et plus active, a dû s'user plus prématurément
et s'éteindre aussi la première.

A la rigueur, ce serait assez de ce simple coup
d'œil général pour établir entre ces deux portions distinctes d'un organe complexe, ou pour
mieux dire, entre ces deux organes accolés l'un à
l'autre, une ligne de démarcation suffisante; mais
nous y sommes bien autrement autorisé, lorsque
nous venons à descendre dans les détails de leur
organisation et de leurs fonctions respectives.

Sous le premier rapport, pas la moindre ressemblance dans la figure extérieure : l'une est
triangulaire, l'autre fusiforme; dans les dimensions, qui sont en sens inverse.

A l'intérieur, deux cavités également dispa-
rates, dont l'une, celle du col, a des parois latérales suivant une courbe régulière, à concavité
interne, et dont l'autre, celle du corps, laisse
apercevoir ces mêmes parois latérales formant des
courbes à convexités intérieures (1).

---

(1) Négrier, loc. cit., p. 14.

Sans compter, pour la première de ces deux cavités, le singulier relief sculpté en une sorte d'arbre à branches étendues interceptant de nombreuses lacunes, qui constituent comme autant de cachettes où la nature tient en réserve, pour les besoins à venir, quelques-uns des trésors semés çà et là, avec tant de profusion, par son inépuisable prévoyance !

C'est de là que doit sortir ce bouchon gélatineux qui, lorsque l'œuf humain descendra dans la cavité de la matrice, *viendra fermer sur lui*, pour ainsi dire, *la porte du monde extérieur !*

Si, de la conformation générale, nous passons à la structure intime, les dissemblances deviennent presque aussi nombreuses que les éléments sont divers.

C'est ainsi que la *muqueuse*, dans le col, s'éloigne peu des caractères des muqueuses ordinaires ; tandis que, dans le corps utérin, c'est une membrane d'une nature tellement spéciale, tellement remarquable, que son histoire aurait suffi, à défaut d'autre titre, pour fonder la réputation de l'habile anatomiste qui l'a, sinon entièrement découverte, du moins le mieux fait connaître (1).

De nombreux *follicules* sillonnent ces deux

---

(1) M. Coste.

muqueuses : eh bien, non-seulement ils n'ont pas la même forme, étant utricules d'un côté, tubes vermiculaires de l'autre ; mais de plus, les liquides qu'ils sécrètent ne sont pas de la même nature, l'un étant acide et l'autre alcalin.

Dans le corps de l'utérus, les plans *musculaires* abondent et affectent des directions variées et nombreuses ; dans le col, elles se raréfient bien davantage, et se superposent dans le même sens, de manière à constituer quelques faibles anneaux circulaires, au-dessous desquels, en se rapprochant de l'orifice externe, il existe comme complément un tissu non encore rigoureusement déterminé (1), et dont l'histologie reste à faire.

Tous deux, corps et col utérins, ont une circulation distincte, une innervation différente ; et pour ce qui est de cette dernière en particulier, envisagée surtout au point de vue du *col chirurgical* de l'utérus, que de dissidences et d'hypothèses, depuis celles qui font du *museau de tanche* le siége de la sensibilité la plus exquise, jusqu'à celles qui l'assimilent presque à un *soliveau!*

Nous ne finirions pas si, poursuivant notre comparaison jusque dans ses plus extrêmes li-

___

(1) C'est celui que je considère comme une expansion du tissu érectile des parois vaginales.

mites, et continuant d'opposer l'un à l'autre le corps et le col de l'utérus, nous voulions nous étendre suffisamment sur les différences essentielles que nous offriraient leurs fonctions, leurs usages, et l'étude de leurs maladies.

Mais je pense en avoir dit assez pour qu'il demeure clairement établi que le *col de la matrice* est vraiment un organe à part, qui vit à sa façon, qui jouit en un mot d'une existence individuelle, et dont l'histoire devait par conséquent être tracée d'une manière spéciale et toute particulière.

Et si je suis exposé, à propos de cette *étude,* à encourir quelque blâme, ce sera moins, bien certainement, pour en avoir pris l'initiative, que pour n'avoir pas, à la satisfaction générale, tiré tout le parti possible d'un sujet neuf par la forme et le point de vue, et dans le fond, plein d'intérêt et d'actualité.

Quoi qu'il en soit, si, quittant le sentier battu, j'ai réellement agrandi quelque peu le champ de l'observation, en n'épuisant pas le sujet j'aurai fait, tout à son bénéfice, comme un appel à ce brillant essaim d'habiles observateurs qui, de nos jours, se croisant en tous sens dans les hautes régions de l'intelligence, constitue un des caractères dominants de notre époque! Et les lacunes tarderont peu, sans doute, à se trouver définitivement comblées.

TABLEAU

DES DIMENSIONS EXACTES,

RECUEILLIES SUR DEUX UTÉRUS PROVENANT DE DEUX VIERGES NUBILES.

Nº 1.

millim.

Longueur totale de l'utérus. . .	65
Longueur du col anatomique. .	34
Saillie du col chirurgical, en avant.	4
Ibid., en arrière.	7

Lèvres du col chirurgical presque sur le même plan, avec une très-légère prédominance de la lèvre antérieure.

Méat utérin, arrondi, situé un peu en arrière, ayant de diamètre.	3
Étendue verticale de l'insertion vagino-utérine, à sa base. .	12
Étendue verticale de l'adhérence vésico-utérine et cervico-péritonéale	18

Membrane hymen un peu sinueuse.

Nº 2.

millim.

Longueur totale de l'utérus. . .	70
Longueur du col anatomique. .	35
Saillie du col chirurgical, en avant.	5
Ibid., en arrière.	8

Lèvres du col chirurgical sur le même plan, sans obliquité de la face inférieure du col.

Méat utérin, arrondi, situé un peu en arrière, ayant de diamètre	4
Étendue verticale de l'insertion vagino-utérine, à sa base. .	13
Étendue verticale de l'adhérence vésico-utérine et cervico-péritonéale.	17

Membrane hymen bien entière.

Remarques et déductions pratiques.

La jeune fille à laquelle avait appartenu l'utérus nº 1 était âgée de dix-sept ans, d'une taille au-dessous de la moyenne, et de constitution en apparence médiocrement robuste. L'ensemble de son organe utérin semblait un peu grêle, ses diamètres antéro-postérieur et latéraux étant peu pro-

noncés. Enfin nous appelons l'attention sur la prédominance encore très-notable du col sur le corps utérin.

La jeune fille dont l'utérus porte le n° 2 avait vingt et un
ans, était bien proportionnée, d'une taille au-dessus de la
moyenne, et paraissait douée d'une assez forte constitution.
Tout son appareil sexuel, riche dans toutes ses dimensions, était un vrai type comme sujet d'étude.

Ces deux personnes avaient d'ailleurs été réglées; le fait
est à ma connaissance, mais je n'en possède pas suffisamment les détails.

Est-ce à la différence de leur âge, est-ce à celle de leur
complexion, qu'il faut attribuer les conditions différentes
de leur appareil génital?

Maintenant signalons une disposition qui, mise en relief
par le tableau précédent, nous paraît intéressante à noter,
et de plus, très-propre à fixer dans la mémoire une donnée
anatomique importante.

La totalité du col utérin se partage, dans sa face antérieure, en trois régions qui ont chacune un caractère particulier, et qui vont en décroissant de longueur de haut
en bas. La première, mesurée par l'adhérence même qu'elle
contracte avec le péritoine d'abord, puis avec la vessie, a
de 17 à 18 millimètres d'étendue verticale; la seconde,
inscrite dans l'insertion vagino-utérine, en a de 12 à 13;
la troisième, qui fait saillie dans le vagin, n'offre plus que
4 à 5 millimètres, chez les vierges nubiles, bien entendu;
et l'on comprendra facilement pourquoi, chez ces dernières, le museau de tanche conserve une dimension aussi
minime : c'est qu'il demeure dans un état de repos presque
absolu, privé qu'il est de toute action fonctionnelle. En
effet, d'une part, il n'est pour rien dans l'exhalation cataméniale, et de l'autre, sa vitalité n'est ni éveillée ni accrue
par son excitant naturel, l'agression copulatrice.

En additionnant les trois quantités ci-dessus, on obtient environ 3 centimètres $\frac{1}{2}$, lesquels répondent à l'intervalle qui sépare l'extrémité libre du museau de tanche de la base du col anatomique, c'est-à-dire à la totalité du col utérin.

A la face postérieure du col, ce n'est pas tout à fait la même disposition; elle se modifie ainsi qu'il suit :

La portion sus-vaginale, limitée en haut par l'étranglement cervico-utérin, libre de toute adhérence autre que celle qu'elle contracte avec le péritoine qui la tapisse, répond tout entière au cul-de-sac péritonéal postérieur, et n'a plus, de dimension verticale, que 14 à 15 millimètres; pour la portion intra-vaginale, même dimension qu'en avant, 12 à 13 millimètres; enfin, pour la portion sous-vaginale, dimension supérieure, 7 à 8 millimètres : d'où il résulte que c'est cette troisième portion qui a gagné précisément ce qu'a perdu la première, ce qui est, comme on le voit, tout au bénéfice d'une opération à pratiquer sur cette partie postérieure du col de l'utérus, dont le champ se trouve ainsi agrandi.

Si nous venons présentement à établir un parallèle entre ces dimensions du col utérin virginal et celles qu'il offrira plus tard chez les femmes à utérus militant, mais nullipares, chez les multipares, et chez les femmes âgées, voici ce que nous pourrons observer :

Chez les premières, la disposition tend à devenir inverse; le col chirurgical, soit en vertu du refoulement du sillon vagino-utérin cédant à l'action du pénis, soit par suite de l'augmentation de vitalité de l'organe lui-même stimulé par la fonction sexuelle, acquiert, de son côté, en étendue relative, ce que les portions intra et sus-vaginales perdent du leur, et de plus, il s'allonge intrinsèquement d'une manière absolue.

Chez les femmes multipares, n'atteignant que la moyenne
la plus générale des parturitions, c'est-à-dire trois ou quatre,
le col chirurgical, en le supposant toujours soumis à l'influence des causes énoncées ci-dessus, conserve ordinairement en partie sa prédominance acquise.

Chez les femmes âgées enfin, l'organe a fait décidément un énorme mouvement rétrograde, qui l'a ramené à
la dimension primitive du col utérin virginal, s'il n'est même
arrivé en deçà de cette limite, en disparaissant presque
en totalité.

Terminons actuellement ces considérations par une application à la médecine opératoire. S'agit-il, par exemple,
d'exciser le col chirurgical et la moitié, plus ou moins, de
la portion sus-vaginale du col anatomique, chez les vierges
jeunes ou vieilles et chez les femmes âgées déflorées depuis
longtemps, le champ de l'opération ne pourra s'étendre,
prudemment et sans danger, au delà de 12 à 13 millimètres
à partir de l'extrémité libre du museau de tanche, ni au
delà de 20 millimètres chez les femmes des deux catégories intermédiaires. Mais, dira-t-on, on a cependant en-
levé quelquefois plus de 1 pouce du col utérin. C'est vrai,
et cela nous amène à faire cette dernière remarque, que le
col chirurgical, par l'effet même de la maladie, s'accroît
fréquemment dans toutes ses dimensions.

TABLE ANALYTIQUE

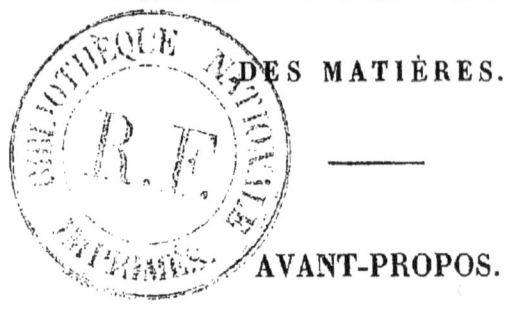

DES MATIÈRES.

AVANT-PROPOS.

II.

CONSIDÉRATIONS GÉNÉRALES SUR LA MATRICE.

La matrice, — sa fonction, — sa forme *bizarre.* —
Intérêt de son étude.— *Miraculum naturæ* de Swammerdam, — ses singulières propriétés. — C'est
l'*animal indocile* de Platon,— se *portant de lui-même*
au devant du mâle, d'après Dionis, comme un *in-
secte diptère.* — Situation remarquable de son col.
— *Museau de tanche,* mot impropre et peu séant;
le nom de *col chirurgical* serait préférable. Nous le

SECTION II.

Surface et conformation intérieure du col anatomique.

Appendice.

Section V.

Structure du col de la matrice.